不上火的生活

佟彤·著

凤凰出版传媒集团
江苏文艺出版社
JIANGSU LITERATURE AND ART PUBLISHING HOUSE

五行与人体

宇宙间物质能量的升、降、扩散、收缩与稳定，可分别以火、水、木、金、土代表，这就是“五行”。五行间的助力为生，阻力为克。五行相生（生即转化）的关系是：水生木，木生火，火生土，土生金，金生水。五行相克（克即胜过）的关系是：

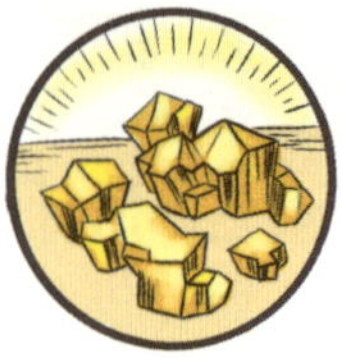

金生绚丽，变革香宝

金性清洁、肃降、收敛。主肺，主大肠，主鼻，主皮毛，主悲，主辛，主秋。

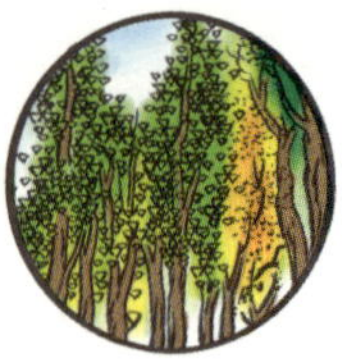

木生茁长，登发升高

木性生发、柔和、条达舒畅。主肝，主胆，主目，主筋，主怒，主酸，主春。

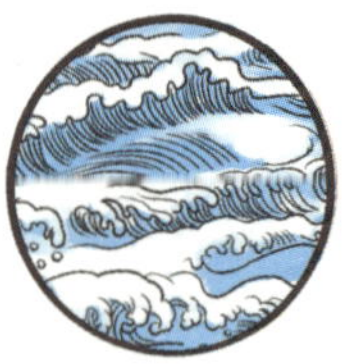

水生滋润，寒冻酷冽

水性寒凉、滋润、向下运行。主肾，主膀胱，主耳，主骨，主恐，主咸，主冬。

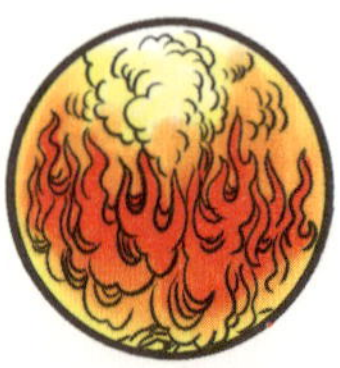

火生炎热，燥闷引烦

火性温热、升腾、明亮。主心，主小肠，主舌，主脉，主喜，主苦，主夏。

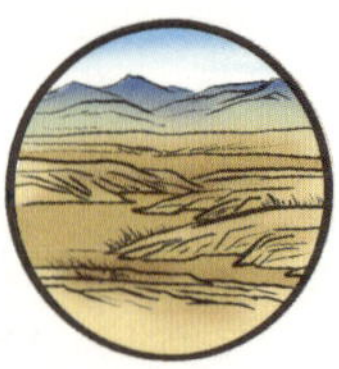

土生融和，万物绿化

土性生化、承载、受纳。主脾，主胃，主口，主肉，主思，主甘，主长夏。

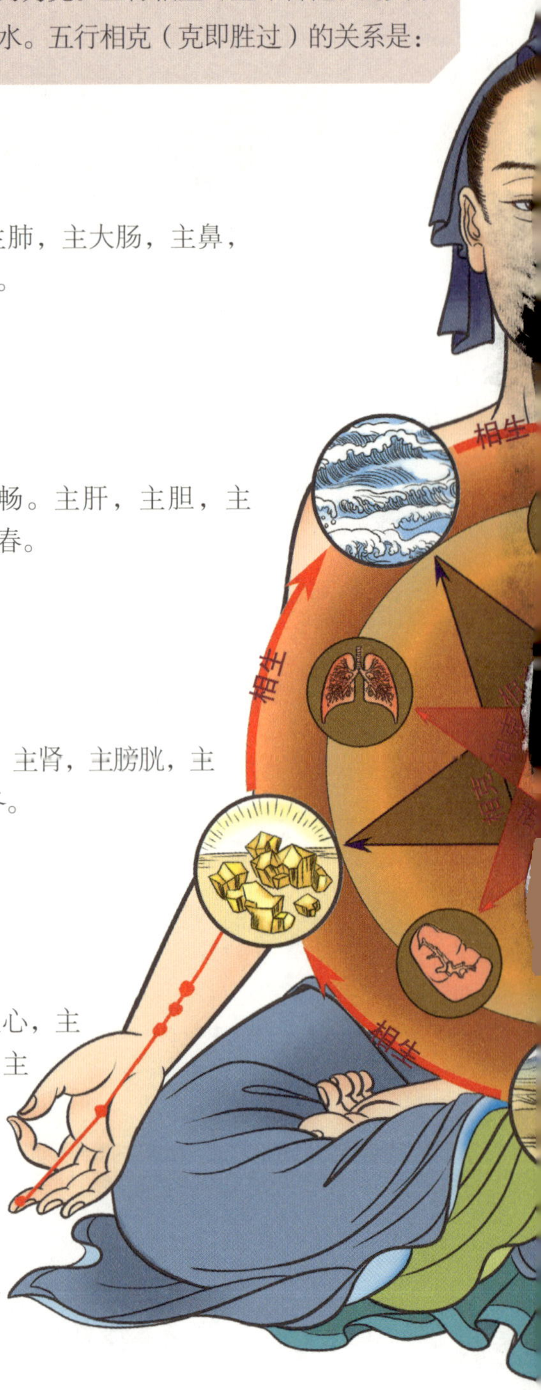

金胜木，木胜土，土胜水，水胜火，火胜金。

而人为小天地，所以天地之五行即人身体之五行，天地五行的相生相克关系也同样作用于身体五行。五行的阴阳平衡，是身体健康的根本保证。

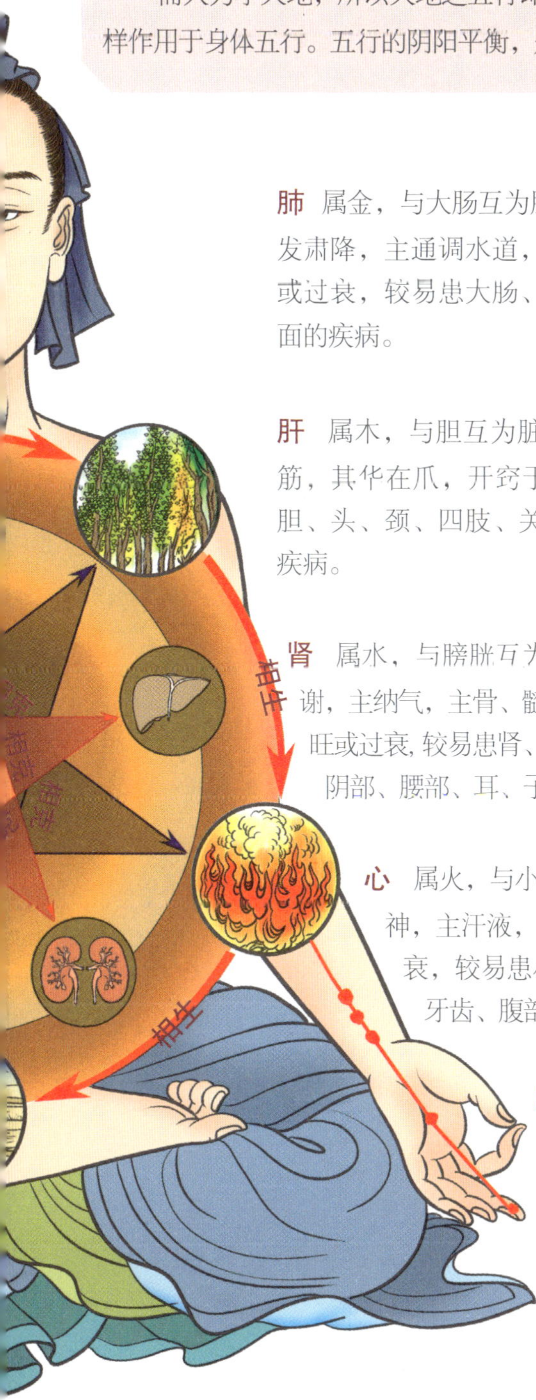

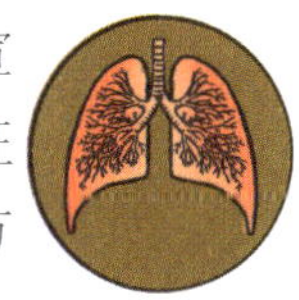

肺 属金，与大肠互为脏腑表里。主气、司呼吸，主宣发肃降，主通调水道，其华在皮毛，开窍于鼻。过旺或过衰，较易患大肠、肺、肝、皮肤、鼻、气管等方面的疾病。

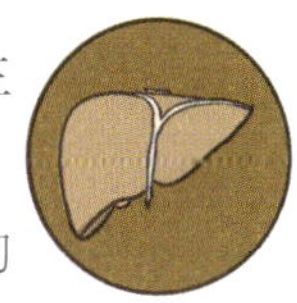

肝 属木，与胆互为脏腑表里。主疏泄，主藏血，主筋，其华在爪，开窍于日。过旺或过衰，较易患肝、胆、头、颈、四肢、关节、筋脉、眼、神经等方面的疾病。

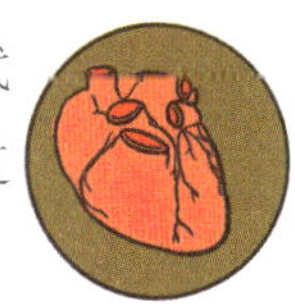

肾 属水，与膀胱互为脏腑表里。主藏精，主水液代谢，主纳气，主骨、髓、脑，其华在发，开窍于耳。过旺或过衰，较易患肾、膀胱、胫、足、头、肝、泌尿、阴部、腰部、耳、子宫等方面的疾病。

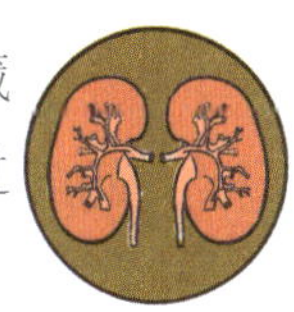

心 属火，与小肠互为脏腑表里。主血脉，主藏神，主汗液，其华在面，开窍于舌。过旺或过衰，较易患小肠、心脏、肩、血液、脸部、牙齿、腹部、舌部等方面的疾病。

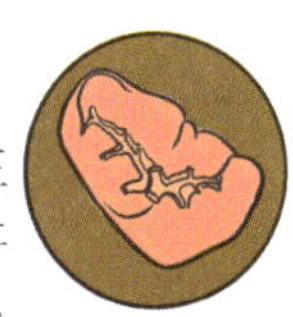

脾 属土，与胃互为脏腑表里。主运化，主统血，主升清，主肌肉、四肢，其华在唇，开窍于口。过旺或过衰，较易患脾、胃、肋、背、胸、肺、肚等方面的疾病。

耳诊、面诊

面色发青代表什么？脸上长痘痘表示身体出现了什么问题？耳廓干枯脱屑又是怎么回事？根据中医整体观念，人体外部和五脏六腑关系密切，如果脏腑功能活动发生变化或有异常，必然反映于外部的神、色、形、态等各个方面。因此，时常注意观察自己的面色、耳廓等，可以有效地帮助我们判断自己的健康状况。

耳 诊

耳诊源远流长，《黄帝内经》中就有“视耳好恶，以知其性”等记载，并认为十二正经均直接或间接过于耳，故谓“耳者，宗脉之所聚也。”通过观察耳廓和耳穴的变形、变色、电阻、组织化学改变、痛觉改变等，可以帮助部分疾病的诊断。

膀胱

呈点白大小不等，边缘红界线，清晰，有光泽，可反映膀胱结石。

肾

呈针尖大小红白点，数个，有光泽，可反映肾盂肾炎。

大肠

呈片状白色或有糠皮脱屑，无光泽，可反映便秘等疾病；有压痛，可反映菌痢等疾病。

小肠

呈片状或丘疹充血，油脂较多，可反映慢性肠炎等疾病；有压痛，可反映菌痢等疾病。

十二指肠

呈点状白色，边缘清晰，可反映十二指肠溃疡。

食道

良导阳性、染色阳性，可反映胃大部切除术或十二指肠溃疡术后。

肾上腺

良导阳性，可反映肾炎；呈白色片状脱屑，可反映内服避孕药。

右肺

呈点状或丘疹充血，有光泽，少数用棉球擦即可出血，可反映肺结核活动期；呈针状样凹陷一个至数个，可反映肺结核钙化期。

胆囊

染色阳性，有压痛，可反映胆囊炎。

胰

呈点白，边缘暗红，有光泽，可反映有胆结石。

脾

呈片状或点状红晕，可反映急性肝炎；呈白片状或边缘红晕，少数隆起，可反映脾大。

胃

呈点状或片状红晕，有光泽，可反映急性胃炎；呈点状白色，边缘清晰，可反映胃溃疡。

肝

局部有梅花样排列之环形凹陷，可反映肝癌；呈片状或点状红晕，可反映急性肝炎。

心

有压痛，可反映神经衰弱；充血、红晕、脱屑、凹陷等，可反映心绞痛；呈片状白色，边缘不清，少数有光泽，可反映风湿性心脏病。

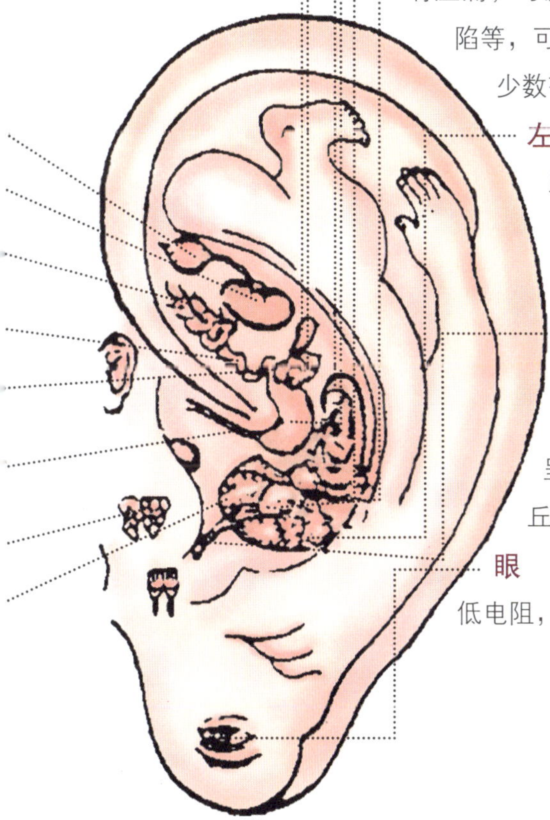

左肺

呈白色片状或点状密集成片，边缘不清，可反映肺气肿；有灰色结节或点片状灰白色，可反映肺癌。

气管

呈点状或丘疹红晕，少数点状白色，边缘红晕，有光泽，可反映急性支气管炎；呈点状或片状白色，边缘清楚，少数白色丘疹，有光泽，可反映慢性支气管炎。

眼

低电阻，可反映眼内病。

面 诊

颜面望诊是中医理论精华的一部分，是中医“望、闻、问、切”四诊法之一，其准确率一般可高达80%以上。健康的人脸上应该是干干净净，色泽红润而有光泽的。凡是脸部有痣、斑、疙瘩、红肿、发暗、色素沉淀等现象，就说明所在位置的器官功能失凋。

脸上长痣、痦子：表示该部位脏器先天功能不足。

脸上长斑：表示该部位长期慢性耗损形成慢性疾病。

脸上长痘：表示该部位脏器现阶段存在炎症病变。

全脸青春痘、斑：表示内分泌失调或肝脏免疫功能下降。

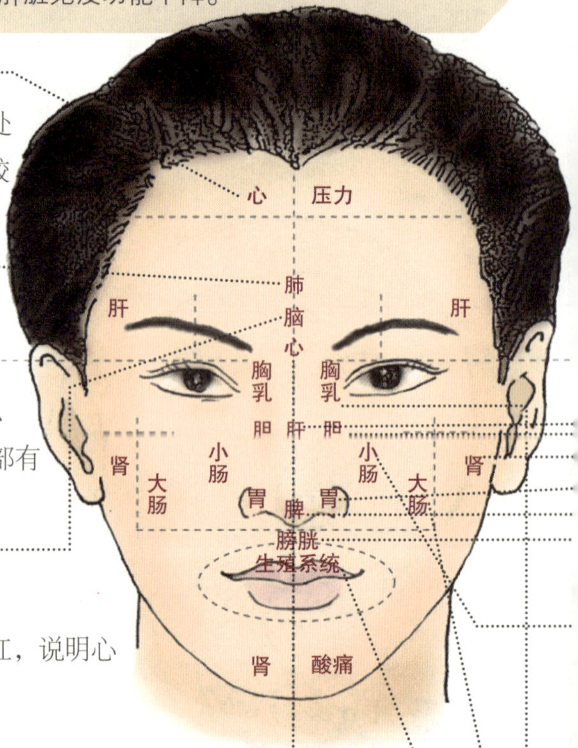

心理压力：反射区域在额上1／3至发际处

若此处出现青春痘，说明心理压力较大；出现斑点，说明心脏有疾病。

肺：反射区域在两眉1／2之间，额头1／3以下部位

若额头中间较凹，且颜色晦暗、发青、有斑，说明肺部有疾病；若眉头向上部有凸起，也说明有肺疾。

脑：反射区域在两眉头之间

若此处出现很深的竖纹，且本部位发红，说明心脑血管供血不足、神经衰弱。

心脏：反射区域在两眼角之间的鼻梁处

若此处出现横纹，说明心律不齐或心脏状况不好；若横纹较深且舌上也有很深的竖纹（沟），可能有比较严重的心脏病。

胸（乳）：反射区域在两眼角与鼻梁之间

若上眼皮内侧部位有痣、痦子，或闭上眼时此部位有粉痘状突起，说明女性乳房有小叶增生，男性有胸膜炎。

肝：反射区域在两眉1／2处至太阳穴以上，额头1／3以下的部位，及鼻梁中段

若这两个部位发青或有斑，说明可能有脂肪肝；若这两个部位或其中一个有青春痘，说明肝火过旺。

胆：反射区域在鼻梁高处的外侧部位

若此处有红血丝、青春痘，说明胆部有了轻微炎症；若有斑，说明可能有胆囊炎。

肾：反射区域在眼外角平线与耳中部垂起直线相交向下至下巴的部位

若此处有红血丝、青春痘，说明肾功能虚弱；若有深且大的斑，极有可能是肾结石。

脾：反射区域在鼻头

若鼻头发红、酒糟鼻或鼻头肿大，说明脾热或脾大；若鼻头发黄或发白，说明脾功能较虚弱。

膀胱：反射区域在鼻下人中两侧的鼻根部位

若此处发红，有红血丝、青春痘等，说明有膀胱炎，会出现小便赤黄、尿频等症。

胃：反射区域在鼻翼

若鼻翼发红，说明有胃火；若鼻翼灰青，说明有胃寒。

小肠：反射区域在颧骨下方偏内侧部位

若此处有红血丝、青春痘、斑、痣或痦子，说明小肠吸收功能较弱。

大肠：反射区域在颧骨下方偏外侧部位

若此处有红血丝、青春痘、斑、痣、痦子，说明大肠排泄功能失调。

生殖系统：反射区域在人中及嘴唇四周部位

若女性人中有痦子，说明子宫可能有疾病；若男性上嘴唇有粉刺，且好了又生，说明可能有前列腺炎。

清热类中药

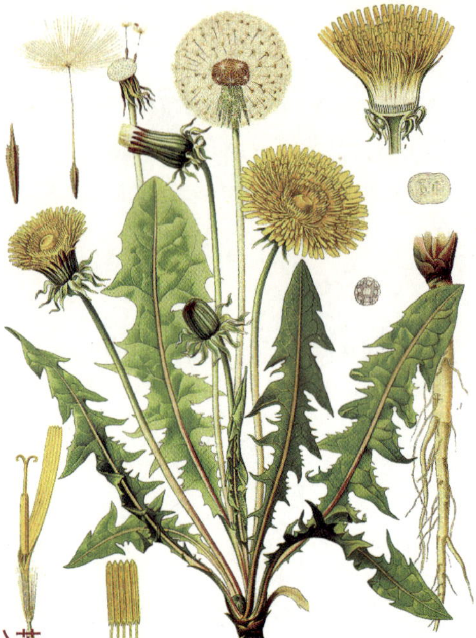

蒲公英

性平，味甘、微苦。可清热解毒，消肿散结。有显著的催乳作用，治疗乳腺炎十分有效。此外还有利尿、缓泻、退黄疸、利胆、助消化、增食欲等功能，可治疗胃及十二指肠溃疡，还可防治胃癌、食管癌等各种癌症。

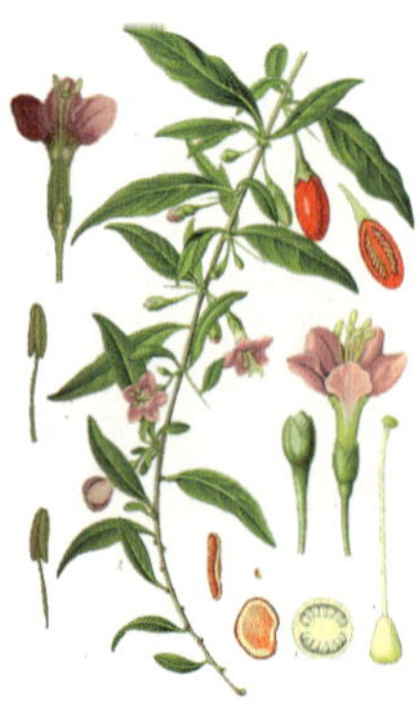

地骨皮

性寒，味甘。凉血除蒸，清肺降火。用于阴虚潮热，骨蒸盗汗，肺热咳嗽，咯血，衄血。

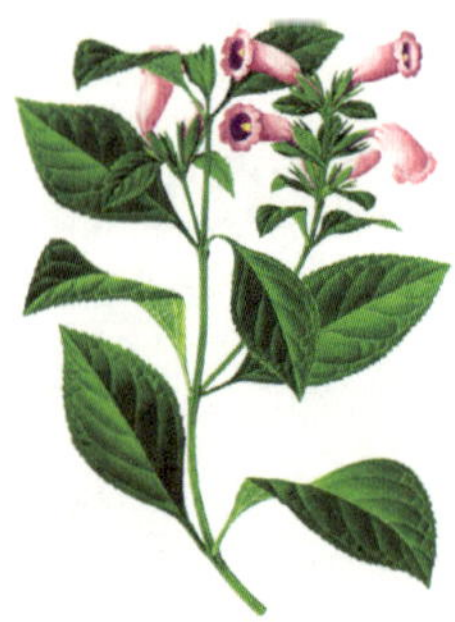

大青叶

味苦，性寒。归心、胃经。具有清热解毒、凉血消斑、利咽止痛之功效。

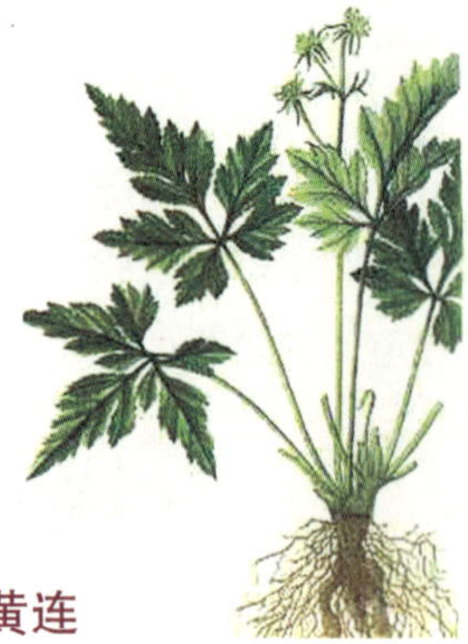

黄连

味苦，性寒。归心、脾、胃、肝、胆、大肠经。可清热燥湿，泻火解毒。用于湿热痞满，呕吐吞酸，泻痢，黄疸，高热神昏，心火亢盛，心烦不寐，血热吐衄，目赤，牙痛，消渴，痈肿疔疮；外治湿疹，湿疮，耳道流脓。

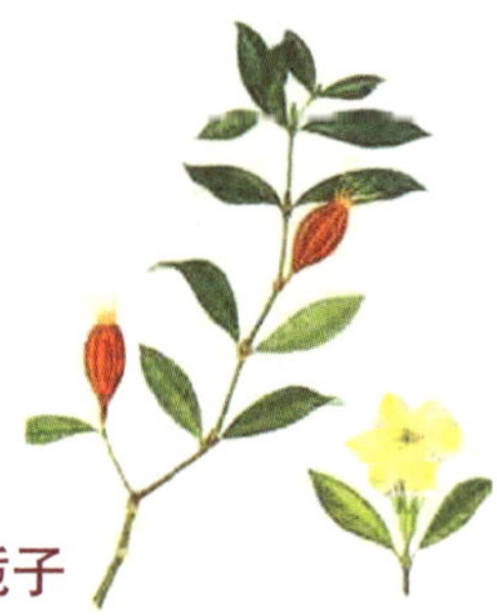

栀子

味苦，性寒。归心、肺、三焦经。泻火除烦，清热利尿，凉血解毒。用于热病心烦，黄疸尿赤，血淋涩痛，血热吐衄，目赤肿痛，火毒疮疡；外治扭挫伤痛。

目录
Contents

第一章　上火是什么
上火就是正气变成了毒气

“火”是人赖以生存的生机，就像万物赖以温煦的太阳。“火”在正常状态下就是我们常说的元气、阳气，保证着身体各种机能的正常运转。

火力壮的人会衰老得慢，抵抗外邪的能力强，他们的免疫系统可以及时侦察到癌细胞的蛛丝马迹……稍有异常，“火”就成了消耗元气的罪魁。

第二章 人为什么会上火

过多的肉类、过浓的牛奶、过甜的饮料，过分脱水才变得更香的零食都相当于给身体进补，它们会给人体带来什么？食物过于精良就等于进补，进补就会导致孩子的青春花季的提前到来，也就导致本可以长得更高的身体提前“封顶”——这都是吃出来的火。

有个等式：欲望 – 实力 = 上火。我们被难平的欲火折磨得痛苦不堪的原因，是因为我们想达到的欲望，我们要填平的欲壑，远远超过了我们实力所能及——这就是想出来的火。

目录
Contents

第三章　心火

“心”是中医特殊看重的概念，它的地位高于“脑”，是主管情感、意识的，所以有“心神”之称，属“君主之官”，只有君主才能住在宫殿里……古代医家怀敬畏之情给能清心火的药物起名时，就用“宫”字代表了“心”。药中所见“安宫”“清宫”等等，都与“清心火”同意。

“心神”要潜藏在心血里，为的是以“心血”之阴，敛“心神”之阳，不使它变成“心火”，浮越出去。

目录
Contents

第四章 肝火

人们都知道高血压的人是“肝火旺”，不知道降高血压也要补着降，因为肝火会灼烧肝肾之阴而导致阴虚，吃补药来降压是为了“滋水涵木”，用肝肾之阴把亢盛的肝阳平下去，有以柔克刚的意思。

第五章 胃火

人一生吃进去的食物是个定数，最先把自己吃成胖子的人，余生肯定是要节食、降脂、减糖的，孕妇过食会把升高的血糖直接输送给胎儿，胎儿的胰岛在还没有出生前就开始工作了，透支之日可想而知，他们肯定是人群中先胖起来的，也是血糖最先升起来的……

目录
Contents

第六章 肺火

要想不上肺火，从自身做起的最简洁办法就是保持大便通畅、胃肠轻松和皮肤的有效散热，这不过是“饥与寒”的学术性表达。而有足够科学原理支撑的药物食物验方，可以帮助你去肺火——“上床萝卜，下床姜，绿豆鸡蛋黄汤”。

第七章 虚性之火

每到周一忙起来就发低烧，每月都要发作的口腔溃疡，去火药治不好，却被补药——补中益气丸、六味地黄丸治好了，名医李东垣的“甘温除热”的治虚火大法效验非凡。可见，治疗虚火绝对不是去火药就能管用的。

目录
Contents

第八章 不吃药的去火妙法

要想不生病、不上火，就要拿掉“病”字下那个和“丙”字相对应的“心”！虽然不至于为了健康失去正常的精神和智力，但通过你的精神和智力有意识地放宽心还是能够做到的。

不“上火”＝不生病

中国字中“病”字的结构，清楚地昭示了“上火”是人类难以逃脱的宿命——“病”字下的“丙”字，在天干中和“火”、“心”相对应。

选择与火相对的丙，而不是与木相对应的甲或者乙，在文字中图解疾病，可见古人眼中的病大多与上火难脱干系，疾病是各种原因“引火烧身”的结果……这个看起来通俗、感性的认识，在金元时期名医朱丹溪那里被成功地理论化为“阳常有余，阴常不足”，这种“阳”永远大于“阴”的人体生理状态，不仅保证了运转生命的生机，也提供了人类上火的可能。怎么将这个“阳”、“气”，或者叫生机，调节到只温煦生命而不耗竭生命的程度？历代医家从不同角度创立了各种学说，只为了把握“捍卫冲和之谓气，扰乱妄动变常之谓火”之间的微妙关系，这也是本书想表达的主旨。

曾经有研究者对那些长期风餐露宿、粗茶淡饭的高僧做体检，发现那些体现常人健康的化验指标在他们身上并不合格，而他们却比指标合格者更能健康地享受天年……这个结果不能不从清素的饮食、简单的生活方式、安静的心态去解释了。而这三种要素，足以造就一种“不上火”的生活。现在的各种医学方法、保健方式也无非是想通过贴近这种状态来实现生命的延续，本书所述之种种，无非是身处俗世的我们在心仪那种淡泊境界的同时可以身体力行的事。

感谢中国中医科学院陈小野教授，感谢北京中医药大学刘天君教授，他们渊博的学养和丰富的灵感促成了这本书的问世。而那些我在MSN中文网的“名医讲坛”中拾到的医生们的“牙慧”，是这件“百家衣”缺一不可的“碎片”，他们的经验之谈帮我把这件“衣服”裁剪成了一种健康理念的“款式”。我发现，无论是中医还是西医，都是通过各种医疗方式，帮助大家创造一种“不上火”的生活，又以清热，解毒、疏肝、解郁、开窍、消炎、抗癌、降压、减糖、去脂等名词体现着……

第一章　上火是什么

——上火就是正气变成了毒气

“火”是人赖以生存的生机，就像万物赖以温煦的太阳。“火”在正常状态下就是我们常说的元气、阳气，保证着身体各种机能的正常运转。

火力壮的人会衰老得慢，抵抗外邪的能力强，他们的免疫系统可以及时侦察到癌细胞的蛛丝马迹……但稍有异常，“火”就成了消耗元气的罪魁。所以古代医家说：“捍卫冲和之谓气，扰乱妄动变常之谓火。”用现在的话说就是：人体无“火”就没了生机，而人体上火就是消耗生机。在保火和去火之间把握一个尺度，才是高明的医师和高明的保健方式——去火既势在必行，又要谨慎从事。

有经验的老中医即便是去“贼火”，降“相火”，也懂得投鼠忌器，特别是选择性质苦寒的入肾经的药物时。因为入肾经的去火药，比如黄柏、知母，会影响到人体的下丘脑——性腺这个内分泌轴的功能，从而影响人的性欲……而这也是影响人体正常生机的开始。

火是人体的生机

明·张景岳《类经附翼》:“凡万物之生由乎阳，万物之死亦由乎阳，非阳能死物，阳来则生，阳去则死矣。”

万物因为阳气而生，也因为阳气而死，不是阳气能置万物于死地，而是有阳气则能生存，无阳气就要死亡。

1. 没有火力的血是死血

清·唐宗海《血证论》:“夫载气者血也，而运血者气也，人之生也全赖乎气，血脱而气不脱，虽危犹生，一线之气不绝，则血可徐生，复还其故，血未伤气先脱，虽安必死。”

血是气的载体，推动血的是气，人的生命全赖于气。如果是失血但是气还在，虽然危险但还可以有生命，至少留有一线生机，血可以慢慢地长。如果是血虽然没伤，但气已经脱了，虽然看似安全，最终必死。

本书的主旨是要推崇一种“不上火”的生活，而和平、正常之火却仍是人之生命必需，不可缺的。这和平之火就是阴阳中的“阳”、气血中的“气”，它的重要性明代名医张景岳给过定论，所谓“阳来则生，阳去则死”，阳气就是人赖以生存的火力。

大约5年前，我陪发明“排毒养颜胶囊”的姜良铎博士到北京协和医院的ICU病房，去会诊一个脑出血手术后昏迷不醒的病人。姜博士是中医内科专家，擅长处理这种高烧、昏迷的危重病人。

那病人做了开颅手术，已经把脑子里出的血取了出来，但始终昏迷，高烧，神志不清。我们去的时候，他手术刀口的血迹还在，但翻在缝合线外的皮肤干枯了，变得很焦很薄，好像不是活人身上的伤疤。姜博士看了看病人状况，不乐观地摇头说：“元气不行了，没火力了，气血双虚呀！”一起会诊的协和医院主管医生有些不解：“这个病人刚刚化验的指标都还正常，并没有贫血的迹象。”姜博士指着病人的刀口和耳轮说：“就算是有血，也是死血了，身体不能用，你看这里，都干了……”就在姜博士会诊后的第三天，那个病人带着一个都没有少的血细胞去世了。

这就是中医的理论。只有血，即便血细胞一个都不少，血色素充足，指标合格，但只要没有气，血就不能被利用，人也就没有生机。就像唐宗海所说“运血者气也”，人之生也全赖乎气。这个气就是人体的“火”，就是各个器官的功能，就是生命必需的能量。人活着必须有能量作保证，各个器官组织才能行使自己的功能。这就是火的作用，中医对火更正规的叫法是“元阳”、“阳气”。

“元”是最初、最根本的意思，“阳”是人体的能量，元阳、阳气就是人身最根本的能量、最根本的动力，是它推动着身体各个器官机能的运转。

2. 人身无火犹如天空失去太阳

《素问》：“阳气者，若天与日，失其所，则折寿而不彰。故天运当以日光明。”

人身之于阳气，如同天空之于太阳，人身失去阳气，寿命就不能长久了。天空有太阳才有光明。

中国文化中有“阴”和“阳”的概念，中医尤其讲究这个。“阴”是指有形的、冷的、暗的、静的东西，具体到人体，就是血、精、津等等。而“阳”是指无形的、热的、明亮的、动的，具体到身体，则是器官、组织的功能，也称为“阳气”。

在阴和阳之间，中医乃至多数中国人都更重视阳，也就是更重视人体的火力。

《素问》是中医的理论基石，其中写有：“阳气者，若天与日，失其所，则折寿而不彰。故天运当以日光明。是故阳因而上，卫外者也。”意思是说，人体的阳气就相当于自然界的太阳一样重要。

明朝张景岳的比喻更加具体：“天之大宝，只此一轮红日；人之大宝，只此一息真阳。凡阳气不充，则生意不广。”太阳和阳气分别是自然界和人体的“主旋律”，人身无火犹如天空失去太阳。

金元时期的名医朱丹溪将上火列为主攻方向，他是中医中对“火”的问题研究得最透彻的一个，算是上火理论的创建人了。他更进一步，说就像自然界的太阳总比月亮大一样，他认为人体也是“阳常有余，阴常不足”的。意思是说，即便是正常状态下，人身的“阳”也是多于“阴”的，总是处于微微上火的状态。因为，人只要活着，就需要火力，因此人体也时刻处于被火消耗的阴虚边缘。

这个“阴常不足”的学说现在很被认同，所以中医一般会推荐年过40岁的男性适度地服用六味地黄丸这个平和的补阴药，就是考虑到连续40年火力的运转过程中对阴的耗伤。

如果一个人没有了“火”，就是有阴而无阳，有血而无气，类似有米没火做不成能供身体用的熟饭。老话说“人死如灯灭”，人死后身体很快变凉，就是因为元阳耗竭了，和油尽灯枯是一个道理。

3. 人身有火比五脏俱全重要

《庄子·知北游》:"人之生，气之聚，聚则为生，散则为死。"

人之所以生存，关键在于气，气凝聚着人就有生命，气耗散了人就生命垂危。

北京中医药大学的刘天君教授是中国唯一有带气功学博士资质的导师，也是1977年恢复高考后第一个考中王绵之教授的研究生的。王绵之是北京中医药大学的终身教授、当代中医名家，现在中医儿科常用药"王氏保赤丹"是王家在清道光年间配制出来的秘方，现已世传九代。

刘天君说，他在中医方剂硕士毕业后改做气功研究，就是因为他发现中医和西医最大的不同就在"气"上。中医里的一些元素比如血、精、液，西医也有，唯有"气"这个概念是中医独有的。只有弄清楚了"气"，才能懂得中医眼中的生命的含义。

"气"更进一步就是"阳"，"阳"过了就是"火"。中医认为生命就是一种阳的状态，类似自然界里太阳是属阳的，万物要向阳。中医就是要保住"阳"和"气"这个生命的根基。

判断一个病人能不能痊愈，中医的姜博士看到的是没有元气和火力了，看他们的气有没有被耗散；协和医院医生是西医，他看到的是病人的血细胞正常与否。由此也能知道中西医的区别——中医更重视功能，气就是功能的表现，而西医里面独缺气，西医更重视结构。

仔细想想，如果一个人死了，即便他的身体结构正常，像前面所说这个病人一个血细胞都不少，器官完整，但各个器官已不能运转了，又有什么价值呢？所以，中医的各种治疗方法，目的都是要达到功能的完整，保持身体正常需要的火力，使身体的气处于充沛的凝聚状态，哪怕身体结构有这样或那样的问题。比如心脏瓣膜不全或肝上长了个瘤子，中医是想通过药物或其他治疗法，争取和这个疾病和平共处，带病生存——瘤子可以继续长在那儿，瓣膜也未必一定要换个新的——从这点看，中医比西医要智慧得多，也人性得多。

4. 人体无火就没了生机，人体上火就是消耗生机

李东垣《脾胃论》："相火，元气之贼也。火与元气不两立，一胜则一负。"

相火是贼火，和人体赖以生存的元气势不两立，贼火大就耗散元气，元气旺就控制了贼火。

戴元礼《金匮钩玄》："捍卫冲和之谓气，扰乱妄动变常之谓火。"

能使人体保持冲和状态的是气，扰乱身体各种功能的就是火。

中医没有解剖学，很多人说是中国的文化传统制约了解剖学的发展，所以诊断不清到底哪儿有毛病。其实不然，这个因果关系颠倒了，因为中医用不着清楚地诊断到底是哪个器官有毛病，只要通过各种方式保证人体功能的发挥就可以了，所以也无须发展像西医那样的解剖学。

有人因此总结中西医的特点，说中医是让人"糊里糊涂地活"，西医则是让人"明明白白地死"。大多数病人会选择活着。中国有句老话叫"好死不如赖活着"，正体现了中国老百姓对生命的重视，以及中医对生命功能的重视。

清朝名医王清任——"少腹逐淤汤"的创始人——曾多次到疫病暴死者的乱葬岗中或者死刑场上观察死人体内的结构，于1830年著成《医林改错》，算是中医的第一本解剖书了。当时王清任已经发现人的思维产生于脑而不在心，对五脏六腑的位置也作了考证。但是，他的努力始终没被中医主流所承认，甚至认定他的"改错"是越改越错。

中医的心、肝、脾、肺、肾，并不是西医解剖学意义的那几个独立器官，而是一个个功能系统的总称。从中医诞生之日就注定了这种属性，到王清任想起"改错"时，中医这门重功能的医学已经发展得非常完善，不可能再将重视结构的西医特性添加进去了。

中医的五脏六腑并不能对应我们身上的每个器官，中医说的心绝对不只包括西医的心脏、血液循环，还包括思维神经系统；中医说的脾也

不是我们身体里制造淋巴细胞、长在肝下面的那个长条儿的器官，还涉及消化系统、造血系统，乃至生殖系统的功能；中医的肺包括呼吸系统、免疫系统，乃至皮肤的功能；中医的肝也涉及消化系统、内分泌系统、神经系统、造血系统的功能；中医的肾则包括了泌尿系统、生殖系统乃至能量代谢的综合功能。看中医时常提起的“心气”、“肺气”、“脾气”、“肾气”就是人体的正常之火，是分配在各个功能系统中的火力。

前面说过，即使在正常状态下，人体也是阳多阴少的，自然界的变化或自身调节失常容易引起“阳”和“气”的过多过盛，人体各器官系统里的火力也会因此过大。人会由于很多原因而上火,这些都是“贼火”，会内耗乃至伤害系统的功能。

所以，人一定要有“火”，没“火”就没了生机；又不能上火，上火就消耗了生机。

5. 耳朵枯萎、面色变黑是生命之火将熄

《素问》:“耳焦如炭色者，为肾败，肾败者，必死也。”

耳朵如黑炭色，是肾气衰败的征象，肾气衰败的人必死。

《证治准绳》:“黑色属水，主寒，主痛，乃足少阴肾经之色也。”

黑色属于水，身体里有寒有痛时就会显露黑色，这是肾经衰败之色。

姜良铎能通过耳朵诊病，因为中医认为耳朵为宗脉之所聚，是人体的一个全息图。当人体某一脏腑部位发生病变时，可由经络的传导作用在耳廓的相应部位显现异常，耳朵的色泽、形态、感觉都会发生改变。比如有个病人由于肺癌切除了右肺，25 年后其他一切正常，唯独右耳的

耳垂发生了明显萎缩。中医一看耳朵就知道这个人还有没有火力，疾病是不是到了很严重的程度，现在的耳针治疗就是基于这个原理。

《素问》称："耳焦如炭色者，为肾败，肾败者必死也。"一旦耳朵出现了这样的状况，按中医说法就要急救了，并要用能起死回生的重磅办法。

"耳轮焦枯，面色渐黑，乃肾劳也，灸关元五百壮。"关元是一个和人体火力关系密切的穴位，也就是丹田，是任脉上的一个救命穴，在脐下三寸。顾名思义，关元就是关住要耗散的元阳、留住人体火力的意思，是能起死回生的重要穴位。在关元位置上，任脉、小肠经、脾经、肾经、肝经汇合在一起，诊治关元，等同于对众多经络的集体治疗。

由此也可以看出，在慢性病、消耗性疾病的治疗过程中，如果发现病人耳朵变得很薄、枯萎、褶皱增加，而且缺少光泽，那就不能小视了。耳轮反映生命状态，而决定耳轮状态的一样，不仅要有血，更重要的要有气，要有人的正常火力，才能使血脉充盈，耳轮丰满。

我有个亲戚，因为脑血栓住进了北京中医药大学东直门医院，是急诊。当时他血压很低，这是最容易发生血栓的。血压过低，血流就缓慢了，如果动脉再有损伤，血液黏滞度高，血栓就易形成。

送到医院，医生按照这种病的常规治疗方法在静脉点上了防止血栓形成的药物，病人的生命体征算是平稳了，但人没精神，很委靡，神志时清时不清，脸上皮肤也好像紧紧地贴在骨头上，耳朵是干瘪了，人在一个上午的时间里就仿佛瘦了下去，多了很多皱纹。

我找了大学同学高颖，她是医院的大内科主任，因为在中医神经内科上的贡献，她已是北京中医药大学的中医内科博士生导师。她来后，要求值班医生马上在输液中增加生脉饮。结果，下午病人精神就来了，脸变得明显比上午丰满、圆润了，耳朵也支楞起来了。

生脉饮是中医名方，专门治疗气虚导致的各种问题。配方里主要是党参或人参，补气作用很大，性质温热，很能振奋人体的火力以加强各个器官的功能。变成输液剂型后，生脉饮的作用更加直接，力量也更大。它使衰弱的病人有了鼓动、利用血液的能力。

危重病人面部皮肤颜色变黑，是生命危象。

我有个朋友的母亲，70 岁时决定换掉一直有问题的心脏瓣膜，本来并不复杂的手术却没能成功，经历了二次开胸后她身体一蹶不振，先是肺衰竭，上了呼吸机，不久又被告知肾功能有问题。家属发现病人一直白净的脸色突然变黑了，之后不久就出现腹水和呼吸衰竭，只好做了气管切开，最终还是不治而死……

对于面色发黑，西医的解释是心脏功能不好，血细胞从负荷氧气变成负荷二氧化碳，血液颜色因此不再鲜红。和窒息时的嘴唇紫绀一样，脸色变黑也是缺氧的标志。但心功能一直不好的病人为什么到后来才脸色变黑呢？中医的解释更有说服力：青、赤、黄、白、黑五种颜色分别对应肝、心、脾、肺、肾五个脏腑，黑色是中医所说的肾出问题之后显现的颜色。重病、久病的人面色变黑，意味着其他器官上的疾病久治不愈最终累及肾（人体火力、元阳的发源地），肾气败了。而肾是生命的最后关口，肾出了问题自然就对生命构成了威胁。

6. 只补血不补火，人还会血虚

唐容川《血证论·阴阳水火血气论》："运血者，即是气。"

血要靠气的推动才能正常运行。

中医治疗血虚从不会单开补血药，不会只让病人吃阿胶、红枣、桂圆，也绝不相信单纯补铁如吃硫酸亚铁就能解决血虚。

单纯的补血药物和食物能使你不贫血，使你的血细胞达标、结构正常，但不能改变你的血虚状况，尽管指标正常，可就是没精神，没力气，因为你功能不行，类似有米无炊或米多火小，饭是熟不了的。

所以，即便不贫血，只要血虚，缺乏火力，仍在须补血之列。而且，补血一定要在补血药如阿胶、生地、桂圆之外加上黄芪、党参之类的补气药，这个方子才能动起来，才能使血细胞背负氧气的能力增加。中医讲究“气为血之帅”，就是说血需要有气的统率、推动才能运行周身，才能发挥作用。

中医有个著名的补血方剂名为“当归补血汤”，其中只有两味药，一味是当归（这是妇科“圣药”，补肝血作用极佳），一味就是补气的黄芪。有意思的是，虽然号称补血汤，但补气药黄芪的剂量却要5倍于补血药当归，这充分说明通过补气才能最终生血。

有一种病叫红细胞增多症——你一听会觉得：红细胞多了有什么不好？就不愁会发生贫血了呀？却不知，生这种病，红细胞过多，血液黏稠度会增加，血流变得缓慢，全身血管都扩张充血，非但没给人提供必需的氧气，人体微循环还会因血细胞过多变得更差，更容易出现血栓，所以要把人体多出的血放掉作为治疗。其中的道理也简单：人体的火力只能煮熟那么多米，米多了，火不够，做出的饭就要夹生了。

• 夏天可以喝点生脉饮 •

夏天时人应该适当喝点生脉饮，特别是老年人、容易出汗的体弱者。生脉饮里除了有党参之外，还有五味子和麦冬，五味子是收敛的，防止汗出得太多而伤元气；麦冬是补阴的，帮助把失去的阴液补回来。这是夏天体质虚弱的人可以照吃不误的一个补剂。

7. 壮汉上火多实，情种上火多虚

元·朱丹溪《格致余论》："二脏（指肝肾）皆有相火，而其系上属于心。心，君火也，为物所感则易动，心动则相火亦动。动则精自走，相火翕然而起，虽不交会，亦皆暗流而疏泄矣。"

肝肾两个脏腑如果有火，叫相火，而心火是君火。如果心被事物所触动，情绪受到干扰，相火会随着心动而妄动。相火妄动了精微物质就要悄悄流失、耗散了。

很多人都知道，上火不能一概而论，要分虚和实。

实火，也就是身体壮实人的上火。一般是阴还处于正常水平，但阳超过了，是绝对地多了，人就火大了，用牛黄解毒丸、黄连清胃丸之类的去火药清热绝对没问题，这些药能把冒尖的那一部分阳给消下去。

而虚人的上火，是阴低于正常水平，把并不壮实的阳显了出来，是相对地多了，不是真的火大，而是阴虚。对这种虚火，一般需要吃六味地黄丸、知柏地黄丸，把虚下去的阴补上来，好与正常的阳对应，使阴阳找补平衡。

同是上火，虚实不同，一个需要泄，一个需要补。

怎么判断何时该泄，何时该补呢？有几个特点可以掌握。

凡是疾病早期，身体壮实，胃口大好，喜欢吃肉，面色赤红，大便干燥，口臭口苦，同时不会轻易就感到虚弱、无力的，这一般是实火，极端而典型的例子比如张飞、李逵类型的，有孔武之勇，大多是劳力者，治这种上火也相对简单，痛快地泻一次肚，火就去了大半。

凡是疾病后期，身体消瘦，食欲不振，面色特别唇色是嫩红的，男性嘴唇也会像女人一样娇艳，而且总感到腰腿酸软无力，心思也较重，容易失眠，也容易为物所感，整个人处于一种消耗状态中时，他们如果上火，一般就是虚火了。

这种人在言情小说、电影中很多见，多是命运不济的情种，多愁善感，感情不顺利，失恋或者单恋。比如电影《胭脂扣》里梅艳芳饰演的如花，

消瘦失神，郁郁寡欢，是劳心者，典型的因情致虚。

梅艳芳本人就是个阴虚体质，消瘦，敏感又多情，据说她至死都深恋着刘德华，对谁都要念叨，这份感情至死没能如愿……梅艳芳未遂的感情帮她演活了《胭脂扣》里的如花，也把自己带入了绝症。她的子宫癌，很难说没有情绪问题。

中医讲“七情化火”，“七情”就是七种异常的情绪：喜、怒、忧、思、悲、恐、惊。任何一种情绪没得到宣泄都会积蓄，化为火，这种火是典型的虚火，会暗耗掉身体的元阴、肾阴，乃至危及生命。

导致阴虚上火的，肯定有身体因素，比如疾病消耗、治疗错误或饮食失当，更重要的就是情致不舒畅。现代人欲望重重，情绪问题常常超过了身体问题，往往由心神动导致肝肾之精耗散，造成阴虚比阳虚更常见。

8. 口渴、便秘未必都是上火

张景岳《类经附翼》：“阳不化气，则水精不布，水不得火，则有降无升，所以饮一溲二，以致源泉不滋、天壤枯涸者，是皆真阳不足，水亏于下之消证也。”

阳气虚弱到不能蒸化水液的程度，水的精微就不能遍布周身了。水只降不升，就会喝得少而尿得多，就像源泉不能滋润，土地就要干枯，属于阳气不足导致的消渴症。

中医里说的上火和自然界的火有共同点，都是燃烧，都要烧掉水分，所以上火时人会因为缺水而口干。有一种口渴的人属于阴虚有火的体质，喝水是想自救，但因为体内有火有热，喝进去的水很快就被蒸出去了，所以总喝水总觉得渴。

如果这个人比较瘦，喜欢喝水，而且还爱吃，胃口特大，且大便干燥，那么除了要养阴，还应该化验一下血糖。这种阴虚有火很可能是糖尿病的先兆，糖尿病在中医里被称为“消渴”、“消证”。

现在糖尿病发病已经明显年轻化，30 岁的人就可能得这种病，特别是父母就有糖尿病的，就更要提高警惕了。糖尿病就是由胃火盛导致胃阴虚乃至肾阴虚的。

还有一种口渴，嘴唇也会经常干，特点是渴但又不想喝水，或者喝水之后感觉水就汪在肚子里，停在那儿，上不解渴，又排不下去，同时还会有大便费劲。这种情况既不是上火，也不是阴虚，而是气虚。往往是由于元气太弱，不能使营养物质输送上去导致的，如果用中医辨证的话，大多属于“阳不化气”。因为阳气虚，水虽然喝进去了但不能布散，蒸化，很快就全尿出去了，严重的会“饮一溲二”，就是喝一杯尿两杯，出的比进的多，“有降无升”，因此会不断地口渴。

这时候就不能去火，而要吃补药了，把人体火力增强了，才能使水为身体所用，比如补中益气丸之类的就比较合适，吃了之后，口渴和大便不通的问题会同时解决，这种口渴和便秘的根本是因为清气不升、浊气不降，吃补药能帮助把清气升上去，使浊气降下去。

火是新陈代谢的保证

上火是中医特有的概念，也是中国人的讲究。不是西方人不上火，西医把上火说成是一种身体的应激。身体的应激是种本能，在遇到非常状况时会发挥作用。

1. 夜尿多提示你老了，拉得快说明你年轻

明·张三锡《医学六要》："睡则遗尿，责之肾虚。所以婴儿脬气未固，老人下元不足，多有此证。在婴儿挟热者居多，在老人挟寒者居多。"

睡觉的时候遗尿是肾虚引起的，婴儿容易遗尿是因为他们肾气还没发育充足，年岁大了遗尿是因为肾气已经虚了。婴儿的遗尿属于热性的多，老年人遗尿寒性的居多。

判断一个人是否开始衰老，可以看他起夜的次数。次数越多，且每次都有很多尿，就说明人肾虚。即便是年岁未老，那也说明身体有先衰的兆头，是因为肾阳不壮、元阳不足、火力弱，没有足够的热量蒸发水液，水只能从尿排出去，这种现象在中医里被描述为"小便清长"，病情多属寒性。

"小便清长"，一是说尿的颜色白，一是说量多，都是阳虚人的特点。如果出现在老年人身上，就已经不算毛病了，因为人会随着年岁的增长而火力逐渐减弱，老年人大半生已经消耗掉了大部分能量。而如果才刚40岁就出现这种情况就需要治了，否则其他早衰问题会接踵而至，比如怕冷，衣服穿得比其他人早一个季节，稍微运动几下就呼哧带喘，性功能也出问题，等等。

世界卫生组织定义健康人有三个特点：说得快，走得快，拉得快。"说

得快”说明人思维敏捷，反应快；“走得快”说明人运动协调；“拉得快”说明人肠道功能好，中气足。

一般孩子的大便都很快，因为他们火力壮。一旦中气不足，清气不往上升，浊气也就不往下降了，大便就不畅快了。对这种状况，要用补中益气丸，为的是把火力补足。相反，如果用了去火药，中气只会越去越虚，这种通便其实是饮鸩止渴，以后大便会更费劲，往往两三天才有一次大便，仍拉得不痛快，有时费劲到满头大汗，量却很少。这是气虚，肠蠕动无力，不能推动。

明代张景岳有个方子叫“济川煎”，里面全是补药，包括补血的当归，补肾阳的肉苁蓉、牛膝。一般人绝想不出这是治便秘的药，而用它治疗因气血不足引起的便秘便闭，效果非常好。

2. 植物的种子能壮阳

种子确实也是植物中能量最高的一部分，因为种子是为一个即将萌发的生命贮备能量，所以吃种子确实有增加能量、补助肾阳的作用，用这类药物治疗因为火力不足带来的问题确实有道理。

北京中医药大学东直门医院的赵进喜是肾病科主任，主要治疗西医的肾炎和中医的肾虚。他经常向火力不足的病人推荐一个古方叫“五子衍宗丸”，现在在一般药店就可以买到。

这个药至今已有几百年的历史了，由枸杞子、五味子、覆盆子等五种植物的种子组成，最早是专治男性肾虚、阳痿、早泄的，后来扩展到治尿频、遗尿、夜尿多、流口水，乃至妇女白带多也适用。其实这就是从根本上振奋人体的火力，因为夜尿多、白带多、流口水，归根结底是肾阳出了问题，是火力不足引起的。

这个药由5种植物的种子组成。为什么用种子？《庄子·渔父》说“同类相从，固天之理也”，就是说，古人把同声的东西视为同一性质，比如把种子和孩子视为同一性质。中国人结婚时往床上放枣和栗子，期望早生贵子的道理也是从这来的。中医脱胎于哲学，“五子衍宗丸”也带有中国古代哲学的味道。

其实，种子确实也是植物中能量最高的一部分，因为种子是为一个即将萌发的生命贮备能量，所以吃种子确实有增加能量、补助肾阳的作用，用这类药物治疗因为火力不足带来的问题确实有道理。

北方人在立秋时讲究“贴秋膘”，就是多吃肉，为冬天储备能量，补足阳气。现在吃素食的人多，如果不吃肉，可以多吃种子类的各种干果，比如花生、榛子、核桃，借种子的能量储备过冬的阳气。

如果你身体特别瘦弱，又要频繁用脑，那么每天早餐中应该加点坚果，借用种子的阳气增加火力，因为大脑工作时消耗的能量非常大。可以每天吃一两个核桃或胡桃、六七个杏仁或者一把榛子。研究发现，核桃是目前效果最肯定的可以改善脑功能乃至延缓老年痴呆发生的食物。

要注意，胡桃性质热，容易上火的人要谨慎。胡桃是江南的特产，那里水泽充裕，可以缓解胡桃的燥热之性。如果是北方，特别是春秋干燥时，要每天少量，但要坚持，可以放在麦片里和牛奶一起吃，能改善火力。

3. 推腹也能增强人体的火力

推腹疗法据说可以治疗很多慢性病，包括非实火引起的便秘。推腹对慢性病的治疗其实不是针对哪个疾病按揉哪个穴位，而是整体提高人体的火力，驱邪外出。

中医是重功能、轻结构的，而功能上的异常往往早于结构上的异常，仪器上检查不出来的，人却能提前感觉到蛛丝马迹。遗憾的是，现代人非要仪器证明了才相信真的有问题，这在一定程度上是会贻误病情的。

北京中医药大学东直门医院针灸科的汤立新医生，是针灸大师姜揖君的研究生，由于医术高明，曾被请到阿联酋迪拜做过“御医”。根据多年的诊断经验，她发现穴位会早于仪器检查表现出疾病的征象。比如按位于手腕关节尺侧的、属于心经的神门穴，如果病人觉得疼，就需要去查查心脏；按位于腿上、属于胆经的阳陵泉穴感到不舒服的，做个胆囊的 B 超就很必要。每次都能被她说中。

不仅是穴位，病人不能解释清的异常感受也有预报的价值。有个女病人夜里大脚趾突然红肿疼痛，但她在白天绝没有崴脚的记录。医生怀疑是痛风，去化验却没发生问题。因为没有异常指标，自然不能用药，结果这种疼痛持续了半年，再去查，血尿酸的异常升高才体现出来。

化验指标、心电图变异，都是结构变化后才体现的，而功能的异常早就显现了。推腹——按摩腹部的穴位，用的也是这个原理。就是通过安抚已经在报警的穴位，对问题经络作个疏导，不等其发展到结构出问题。

推腹，可以随意地推，就是推肚子——可以用手指肚直上直下地推，还可以用掌根或拳头轻轻地敲打。有的人会打嗝、放屁，然后就舒服了，推腹的目的也就达到了。很多人推腹几天不见效就着急了，其实要明白，“冰冻三尺，非一日之寒”，你积累的东西也许是三五年的“成果”，有时候推一两个月乃至半年才能解决问题。

人体12条经络都通过腹部，推腹等于是对这些经络的集中治疗，很适合作为各种慢性病患者的保养方式。有人推腹时会发现有硬结或水囊似的东西，推不下去。这个时候一定要看看，硬结是压在腹部的哪条经脉上。顺着这条经络，在腿上也会找到相应的痛点，揉一揉，肚子上的结也就散了。像这样去医院查可能查不出什么问题，但这种气长期排不出去，就会造成气滞血淤。

老人很讲究肚子不受凉，夏天睡午觉也一定要用薄被盖肚。不是单纯防备胃肠受凉，其实是保证经过腹部的各条经络以及和它们联系的各种功能不要因为受凉而凝滞。推腹促进了肠蠕动，也给穴位做了一次按摩，有补益效果，提升整体的阳气。

4. 虚人得感冒，补药照常吃

《素问》:“正气存内，邪不可干。邪之所凑，其气必虚。”

人体正气充足的时候，外邪是不可能侵扰的，邪气侵犯的地方，必定是正气虚弱的地方。

上火是中医特有的概念，也是中国人的讲究。不是西方人不上火，西医把上火说成是一种身体的应激。身体的应激是种本能，在遇到非常状况时会发挥作用。

我有个同事去西藏，遇到一头藏獒，去逗它，结果藏獒追过来……她已经46岁了，向来不好运动，情急之下居然从一个一米多宽的沟上跳了过去！无他，这就是应激能力。

人在什么时候会失去这种应激能力？自然是有心无力的时候，具体到身体，就是无火了。比如人老了，或是被慢性病消耗得很虚、未老先衰了。

现在有种说法是：为了保持健康，每年最好让自己发一次烧，以杀死体内的癌细胞。更恰当地说，这是在发掘自身的潜力，振作一直处于舒适状态的免疫系统，保持应激能力。

人体遇到病毒，细菌感染，一般都要发烧。体质好的人，或者年轻人，有应激能力，可能一下子体温就升到39℃了。也有一种人，一辈子也发不了几次烧，即便遇到病毒感染。这种人肯定是白皮肤，就是胖也是白胖虚胖的，比一般人怕冷，而且动不动就觉得累，走几步就会喘。那种胖是他属于阳虚、气虚的证据。这种体质的人，火力往往不旺，应激反应能力弱。这种人，或者是慢性病人，或者是体质虚弱的老人，一旦感冒，或身上长疮，皮肤感染，你看医生给他的药方，如果在清热解毒药之外还开了人参、黄芪之类的补药，就说明他找对医生了，按照中医“托毒外出”的办法，用补药帮他把外来的病邪推出去。这是中医治疗虚人外感的法则，为的是调遣这类人的火力，唤起应激能力。

有个经典的方子可以变通使用，叫“人参败毒散”。就是在一堆治疗感冒发烧的常规药物中特意加人参，针对的是虚人感冒。针对身体虚弱、火力不壮的人的感冒，不用人参、黄芪之类的补气药是不可能把风寒抵挡出去的，用补药是助他的火力，提高他的免疫功能，把所虚之处尽快补上，避免外邪的侵袭。

人参败毒散是个古方，现在药店可能没有中成药，如果是体质虚的人感冒、怕冷、头疼、身上疼，只要舌苔不是黄腻的，舌头质地也不太红，可以用感冒清热冲剂（注意：感冒清热冲剂是偏温的，感冒去热冲剂是偏凉的；冬天着凉为主的普通感冒用前者，春秋季的流感用后者）配合人参；如果舌头偏红，有点内热，可改用西洋参来配，就是人参败毒散的意思了。

所以，别觉得一得了感冒发烧、气管炎，所有的补药都得停，也要分人，如果是体质很虚，还得加用补药呢！若病人此时的舌头很淡，舌苔不厚，则说明他的身体虽然虚，但胃肠是干净的；如果舌头很淡而舌苔很厚，那就要先清胃肠，比如吃中成药“二陈丸”或西药的“酵母片”，等舌苔干净了再进补，否则就是给了补药，药性也发挥不出来，因为他的消化吸收功能不好。

5. 上火是白细胞的“集结号”

身体虚弱的人，如果皮肤有了疮，感染了（比如原来有糖尿病，继发皮肤感染了），一味给他用清热解毒的消炎药，效果肯定不好。身体壮的人感染，伤口会红肿、热痛，那是发炎，也是上火的标志。但体质很虚人的伤口是凉的，不红不肿，反而可能是干瘪、灰白的。因为发炎的红肿、热痛是白细胞聚集在伤口，准备一致对外。特虚的人，身体没有好的应激能力，白细胞没有能力聚集了。前面姜良铎看的那个脑出血手术后的病人，没有痊愈的希望，就是因为他的火力已经弱到了连伤口红肿出脓的能力都没有的程度。

脓是什么？脓就是大批为了抗击病毒细菌而战的白细胞的遗体。体虚的人伤口溃烂，脓很少，而且清稀，久不收口，这是因为没有足够的白细胞派到战场上去，还是火力不足导致的。常人吃了会上火的黄芪这时候就会被用到，用它是为了托举内陷的阳气，提高白细胞的数量和战斗力，把邪气顶出去。黄芪是甘温的，和杀死白细胞的去火药的苦寒正好相反，能“托毒外出”，升高白细胞。

没火力人容易得癌症

宋代《圣济总录》:“瘤之为义，留滞而不去也，气血流行不失其常，则形体和平，无或余赘，及郁结壅塞，则乘虚投隙，瘤所以生。”

肿瘤之所以生成，是因为气血凝滞不流通；只要气血运行顺畅，身体就不会有异常的赘生物。瘤子都是趁着气血的郁结，壅塞而发生的。

1. 过敏体质的人不容易得癌症

《灵枢》：“血气者喜温而恶寒，寒则泣不能流。”

人体的气血在温暖状态下才能正常流通，遇到寒冷就会淤滞不畅。

为了给过敏性鼻炎的病人找新的治疗办法，我在“MSN 中文网”的“名医讲坛”直播现场采访过北京人民医院的耳鼻喉科余力生主任，他是留德的医学博士。

余力生给过敏性鼻炎这种不要命但折磨人的“绝症”一个令人绝望的结论：病人只要不离开过敏原，就会一直过敏，唯一的治疗办法就是离开，惹不起躲得起。但话又说回来，即便离开了原来的过敏原，几年之后病人又会对别的东西过敏了。比如原来是对花粉过敏，换了地方，过了几年可能改对螨虫过敏了，因为他们是改不了的过敏体质。

免疫系统过分敏感，把一般免疫系统侦察不到的东西都发现了，会引起轩然大波，导致打喷嚏流鼻涕甚至呼吸困难。这是天生的，和父母给相貌一样，是与生俱来的。

余力生又给了过敏人群一句极大的安慰话：“这类人可能不容易得癌症，也是因为他们的免疫系统敏感。”现在的学说认为，人之所以得癌，是因为细胞在分化时出错了，出错的细胞可能变成癌细胞。

细胞在分化过程中出错，是很难避免的生物现象。数不清的细胞每时每刻都在进行分化，错误肯定是有的，从年轻时就有，随着年龄的增长，错误会越犯越多。

敏感的免疫系统能很早就发现身体里出错了的癌症细胞。人到了老年，火力不足，免疫系统对出错的细胞没有及时发现，或对已经成了敌人的癌症细胞没有清除的能力，癌细胞就逐渐积累下来，直到成了癌症。

所以，人的癌症主要发生在中老年之后，因为人到了老年，免疫系统没有年轻人那么敏感，失灵了。美国有医学专家，对 80 岁以上的老人死亡后做的解剖发现，1/4 的人体内有肿瘤，只是他们未必因为癌症而死。还有一位在欧洲的中国访问学者，做了 200 多个尸体解剖，发现 80 岁的老人，无一例外地体内有隐匿性的肿瘤，他推测，如果人的寿命能到 100 岁，每个人体内的肿瘤将达到 3 ~ 4 个。比如肺癌，现在是发病率最高的癌症，而且大多在 70 岁之后，已经被称为“老年癌”了。

上火在一定程度上就和这种忠于职守的免疫系统一样，是一种身体反应能力和自洁能力，保证了免疫系统的敏感性。所以说，不上火不是好身体，或者说不是壮身体，有点气息奄奄的意思。当然，这个气息奄奄也有它的好处，我们后边会说到。

如果你人还没老，阳气就先虚了，火力就先不足了，老人身上的问题也会提前出现在你身上，包括生癌问题。

2. 阳光下扩胸可以防癌

金·窦汉卿《疮疡经验全书》：“乳岩乃阴极阳衰，虚阳积而与，血无阳安能散，故此血渗于心经，即生此疾。”

乳腺癌是因为阳气衰微而阴气极盛，阳气衰微了血就不能保持流畅而不拥堵，淤滞的血液逐渐变生乳癌。

阳虚的人是癌症的易患体质——这是北京中医药大学东方医院肿瘤科主任胡凯文教授在陈晓旭患乳腺癌去世时提出的论点。

中医将人的体质大致分为气虚、阳虚、阴虚、痰湿、血淤。阳虚体质的人一般肤色偏白，比其他人怕冷，性格也内向。“阳”就是能量，就是火力。阳虚就是整体的能量不足，包括身体和心理，所以阳虚的人容易情绪低沉、抑郁。陈晓旭有明显的阳虚特点，这使她演林黛玉能神似。

中医认为，肿瘤是因为人体的阳气不足导致的。阳气虚了，火力鼓动不足，血液淤滞，不能将吸收进来的营养物质充分消化。气血精微物质用不上，又排不出去，渐渐地就留在体内，从有价值的营养变成了无价值的淤滞，而癌症就是从淤滞开始的。

胡凯文据此认为，淑女比“超女”更容易得乳腺癌。

淑女待在闺房中，内向，好静，情绪压抑，很少活动，很少接受阳光和大自然的生机，没有欢蹦乱跳、性格奔放的超女有活力，阳气壮。同样的气血精微，超女很快就吸收了，吸收不了的就消耗掉了，排出去了；而淑女既吸收不了又没力气排出去，蓄积成淤，这就是癌症形成的前提。

对这点，不光是中医，西医也在逐渐接受。

北京肿瘤医院的前任院长徐光炜，既是肿瘤外科的医生，也是肿瘤病人的家属——他的妻子是肠癌，而且已经转移了。他是站在一旁看着主刀医生给妻子做完了手术的，所以他对肿瘤的理解和感受非常人可比。在一次“肿瘤宣传日”上，大家请他给肿瘤病人的康复提建议，他特殊强调的一点是“一定多在太阳下，多做扩胸运动”。

很显然，这个晒太阳绝对不是为了简单地补充维生素E，而是中医接受自然生机、振奋阳气的方式。扩胸运动也是中医舒展阳气的办法，因为胸部是阳经必经之处。长期伏案办公，阳经少有舒展的机会，体质上属于阳虚的比例就比一般人大。扩胸能抒发阳气，改变阳虚体质，是避免胸部疾病如心脏病、乳腺疾病的有效办法。

• 淑女与超女 •

淑女的特点：文静，内向，多疑，皮肤细白，身体瘦弱，类似林黛玉。

超女的特点：活泼，外向，爽朗，皮肤红润，身体匀称，类似李宇春。

3. 家中排行最小，火力可能最弱

有的人一生都处于一种病病歪歪的虚弱状态，但去医院却查不出问题，找中医呢，一般会说其是体虚，火力太差。这个“虚”可能是先天的，如父母生他时年纪很大了，或他是家中排行最末的。

姜良铎曾经给一个外企白领看过：每次体检她都没查出有问题，就是长得瘦小，每顿饭吃得很少，外出一遇风就感冒，稍累点儿就发烧，要么到下午就没精神了。姜良铎摸了她的脉之后，问：“你是家里老闺女吧？”结果还真是。她前面有 4 个姐姐，母亲生她时已经 40 多岁了。没别的，就先天不足。

妇产科医生常说，要生孩子的话，二十五六岁时生的孩子最壮实，过了 35 岁就最好别生了，因为生下畸形孩子的风险增加了。年岁大的母亲为什么生的孩子会身体不好呢？这和女性的卵子质量有关。

女性的卵子从一出生就随身携带出来了，等到十几岁，成熟了，开始有月经，就每个月排一次卵，这时候就有生育能力了。卵子随着身体，每天接受放射线、污染、电磁的影响，所以排出来的越晚，质量就越差，20 岁时排出的肯定比 40 岁排出的质量好，起码少受污染辐射了 20 年，所以年轻母亲生的孩子身体要好些，火力壮。

4."火力不足"也是一种长寿方式

> 中国有句老话叫"破罐熬好罐",就是说,身体差的人有时反比身体好的人活得长。前提是,这个身体差只是功能差,结构上不能有问题。

当然,疾病消耗、营养不足之类的也可能造成后天之虚,更多的人是一种生理过程,自然而然地从年轻变老,从壮实变虚,这个虚是人类特有的。

对于这种人类始终想改变和弥补的"虚",中国中医科学院陈小野教授提出一种新的生物观:虚、阳气不足,是人类特有的。这个"虚"是人体远比其他生物体高明的生存智慧,"虚"能使人类的寿命延长。低等动物就没有"虚"的问题,也没有因为阳虚引起的功能下降。

陈小野发现:许多一年生、二年生的植物以及开花植物中的单稔植物,比如竹子、龙舌兰,一生都在生长发育,直至开花结果,才急剧地衰老死亡,它的青春延续到生命的最后一秒!比如青蛙,在死前还在产卵,就是说它到了高龄仍有生育能力——也可以说,它一旦不能生育了,立刻就死。脊椎动物中冷血动物的生殖能力几乎不受年龄影响,龟的繁殖能力差不多也是至死方休。啮齿类动物,比如兔,一生都保持骨骼生长的能力,绝没有"人老腿先老"的骨质疏松的问题……

由此可见,植物、动物的青春和它们的寿命是重合的,生命会在最丰沛的顶峰轰然倒地,所以它们都没有"虚证",或者说还没来得及出现虚就死了。

人的生育能力到四五十岁就开始衰减乃至完结,之后人就变得虚了,首先是不能生育了,体力也下降,进入养老阶段了。但那之后,人还有很长一段寿命。

植物或低等动物就没有这种"残喘"阶段,因为他们的青春一直持续到死亡前才戛然而止,没等到出现虚,也没有虚之后的那一段寿命。

所以,人类特有的"虚",其实是一种节约火力、延长寿命的智慧,是一种巧妙的"怠工"方式,它能节省生命的能量。虽然不能保证生命的绝对质量，但可以延长生命的绝对长度，比其他物种有生存“心计”。

这也从另一个角度说明：“虚”，没火可上，未必是坏事，只是要避免人为地使自己上火，不因无谓地消耗进入“虚”。老年不能避免的、正常的生理性的“虚”是一种延长寿命的计策。反过来也可以推测：总是上火，肯定是要折寿的。

过分去火会伤人性欲

正常的人体之火是元阳，是“君火”。君子之火，有贵族气，守规矩，有度，只发挥生理效应，适可而止，不会为非作歹。和它相对的，中医称之为“元气之贼”，就是“相火”，是一种贼火。

1. 性欲亢奋多是虚火导致

元·朱丹溪《格致余论》:“君火者，心火也，人火也，可以水灭，可以直折，黄连之属可以制之；相火者，天火也，龙雷之火也，阴火也，不可以水湿折之，当从其类而伏之，惟黄柏之属可以降之。”

心火是君火，如果过盛可以用黄连之类的加以抑制；相火就属于阴火了，要用黄柏之类的药物降相火。

上火就是身体里有了超出正常的、使用不完的能量，要发泄出去。上火，从一个角度说明生命力尚可，也预示着对生命力的消耗。比如年轻人的性欲亢进，也似一种能量发泄，那就未必是好事了，很可能是无欲或者性欲淡漠的前奏，往往被诊断为“相火妄动”。

正常的人体之火是元阳，是“君火”。君子之火，有贵族气，守规矩，有度，只发挥生理效应，适可而止，不会为非作歹。和它相对的，中医称之为“元气之贼”，就是“相火”，是一种贼火。

朱丹溪在《丹溪心法》里称：“相火之气，经以火言之，盖表其暴悍酷烈，有甚于君火者也。故曰：相火，元气之贼。”是贼自然是来偷窃，偷窃什么？就是消耗正常的元气，或者说是干扰人正常火力的行使能力。这时候去火是为了对付这些不守规矩的“贼火”，“贼火”一般会导致肝肾阴虚。

肝阴虚、肾阴虚的时候，肝和肾的“阳”显得高出来一块，就会跑出来，跑出来的“阳”就是“相火”，是一种虚火，会继续消耗阳气，逐渐形成恶性循环。

肝的“相火妄动”时，人就会出现眩晕头痛，视物不明，耳鸣耳聋，比如我们见的很多高血压病人，更年期综合征的女性。

肾的“相火妄动”时就会出现性欲亢进、月经提前、手脚心热、失眠等问题。要用归肝肾经的苦寒药物降火，否则那种亢奋的虚火就要耗竭身体，最后进入性冷淡、性无能状态。

重症病人临终前一般都会突然来了精神，原来昏迷的会突然醒来，而且胃口大开，跟好人似的，家属以为要恢复了，可医生往往在此时会提醒家属注意，没准“病危通知”就是这会儿下来的，因为这就是死亡前的“回光返照”，中医辨证时一般认为是从阴虚变成阳虚了，是蜡烛最后的光亮，之后就化为灰烬了。

性欲亢奋的发展过程也和重病时的回光返照相近。性冲动是通过一节一节神经的接续来完成的。神经和神经之间有个结构叫神经突触，受到刺激后会放出一种叫做神经递质的物质，神经递质会从前一节神经进入到下一节，传递冲动。如果突触长时间传递兴奋，使人持续保持亢奋状态，它内部的递质就会被很快用光，或是合成递质的原料会减少，被耗空，慢慢地，神经的冲动就传播不下去了，就是我们常说的耗竭，有心无力，心有余力不足了。人就会从亢奋的阴虚转为消极的阳虚，由原来的好色纵欲变成坐怀不乱，从性欲亢奋变成阳痿了。

为了防止性能量被耗竭，这个时候中医会用黄柏、知母之类的苦寒药清泻浮越的“相火”，抑制一下病人的虚性亢奋。在地黄丸系列的中成药里有个知柏地黄丸，是在六味地黄丸的基础上加了黄柏和知母，是地黄丸系列里清虚火力量最大的，最能去虚火。

2. 男性去火要慎用黄柏、知母

明·赵献可《医贯》:“自世之补阴者，率用知柏反戕脾胃，多致不起，不能无憾，故特表而出之。”

补阴的医生都应该知道去火的药物中知母、黄柏会克伐元气，后患严重，所以特意提醒。

中国中医科学院有个老中医，经常接治妇科男科不育不孕病人，他办公桌的玻璃板下压的都是孩子照片，那些都是经他治疗后生下孩子的患者送来的,是他的成果。他每次给年轻人开黄柏、知母时都会迟疑一下，因为这两个药入肾经，他担心过分地泄肾的“相火”，会给年轻人带来副作用，使他们失去正常的性欲。

不同的中药有不同的经络归属：黄柏、知母入肾经，治中医所说的肾的问题；黄连入心经，治中医所说的心的问题；黄芩入肺经，当归入肝经；黄芪、大黄入脾经。不同的归经就是药物治疗时的不同定位，药物对自己所入经的疾病治疗起来更对症，效果更好。

同样是去火，心火盛时用黄连就比大黄对症，牛黄清心丸吃了就不会腹泻，因为药里没有入脾胃经的大黄；肺火盛时，用黄芩就比黄连对症，黄连上清丸虽然说是清上，肺和胃都属于上，但治肺火盛的咳嗽就不得力，更适合的是胃火盛的口疮。同样，肾阴虚导致的“相火妄动”时也可能长口疮，用黄柏就比黄芩、黄连对症，吃知柏地黄丸就比吃牛黄清心丸好。

中医去“贼火”，降“相火”的同时也很珍惜人体的正常之火，懂得投鼠忌器。特别是开去火药时,忌讳苦寒性质药物,使用入肾经的黄柏、知母更是注意，因为中医的肾和生殖、性有直接关系。

从西医理论说，入肾经的去火药，比如黄柏、知母，确实会影响人体的下丘脑（性腺）这个内分泌轴的功能，从而影响人的性欲。欲望也是一种火，但是正常之火，是用元阳做基础的。火去得太狠，就伤到元阳了，人就没欲望了。

比如“甲低”（甲状腺功能低下）病人，别说性欲，其所有的欲望都处于淡漠消极状态，对什么事情都提不起兴趣。因为甲状腺素对人的生理和心理都有激动作用，有点像兴奋剂，可以助长人体火力。甲状腺激素分泌低时，人就不兴奋了，就会火力不足，所以“甲低”病人的体温会低，其表情淡漠是欲望淡漠的外在表现。

中医对去火药很讲究，称“中病即止”，就是病好了马上停药，不为别的，就是怕伤人体珍贵的阳气。

消炎药、激素会伤人正常火力

张景岳《景岳全书》:“实火为患，去之不难，虚火最忌寒凉，若妄用之，无不致死。”

治疗实火不难，但治虚火就复杂了，最忌讳寒凉过度，如果寒凉药物使用过度，就会危及人的生命。

1. 青霉素——激素类似去火药

中国中医科学院有个岳凤先教授，他原来是学西药的，一直致力于对西药药性的研究，他认为西药和中药一样也有寒热之分，比如能止胃痉挛、抢救休克时用的阿托品，对寒性病人作用明显，也安全，而对热性病人应用则易中毒，所以他认为阿托品是热性的。

老年人如果得了细菌感染引起的大叶性肺炎，用青霉素疗效可能不好，因为青霉素是苦寒的，用了青霉素相当于用了去火药，病人膏肓的老者多为气血双亏、阴阳俱虚之体，哪儿还有火可去？用了就要伤病人。

在感染性疾病里，如气管炎、肺炎、肠炎，初期的，年轻人得的，属于热性的，上火的可能性大。若是老年人得病，又由急性转为慢性时，一般都已虚得没火了。因此，有经验的临床医生此时不会使用苦寒性质的青霉素，起码不会单独使用青霉素。

不光是青霉素，红霉素也有类似问题。使用这种抗生素之后，即便炎症消退，病好了，病人也还觉得胃口不振，胃部发凉，隐隐约约地不舒服，这就是药物的寒凉伤到了胃气。

西医和中医不同，西医治病考虑结构，更多考虑的是对病毒、细菌的打击；只要把影响结构的问题解决了，指标合格了，他们的任务就完成了，至于人体的功能问题就不管了。这个时候应该求助中医，因为中医是治人的，目的是最终帮助人恢复功能。比如感冒发烧，可以用生姜和大米熬粥，补补被寒凉药物伤到的胃——粥能养胃气。

清代慈禧的医方记载中就说到，慈禧身体不舒服时，一般都要喝“老米稀饭”。就是用微黄色的陈仓老米煮的粥，因为这种米煮的粥是散粒，黏性较小，便于吸收，她是用它来养胃气。

其实便于吸收的粥只要是大米就可以，不必老米，老米毕竟有个变质问题。大米就比糯米，也就是江米好吸收，所以医生会对糖尿病人推荐江米、糙米，唯独不推荐大米，因为江米、糙米吸收得慢，吸收得少。而一碗大米粥在医生眼里，对血糖的影响就相当于一杯糖水，因为大米粥喝下去之后能迅速升高血糖。但对急性热病之后，又没有糖尿病的病人的调理，容易吸收的大米粥倒十分适宜。

发烧之后，不要急于吃饭，要用粥调养一段，可以用莲子和大米一起煮粥，莲子是入脾经的，可以养护受伤的脾和肺气。

《清宫医案研究》中有个“慈禧生津饮”：青果5个，金石斛、甘葡萄各6克，鲜荸荠5个，麦冬9克，鲜芦根2条，桑叶9克，竹茹6克，鲜藕60克，黄梨2个。本方具有生津止渴之功效，可用于热病之后口渴咽干、心烦、失眠等症。

可能大家凑不全这些药物，但荸荠、麦冬、鲜芦根、鲜藕、梨、桑叶还是容易找到的，把它们去皮，捣烂，一同放入沙锅内，加水适量，用武火煎煮10分钟，过滤去渣取汁，就可以喝了，代茶饮，对发烧之后阴伤状况能很快改善。

2. 小白鼠被激素打成了“老白鼠”

激素的寒凉性质比抗生素还要值得重视，因为它的寒凉对人体的害处已经不是只伤胃气的问题了。

很多在小医院或私人诊所看过病的人会发现，那里的医生治感冒发烧比大医院起效快，往往是一边输着液，体温就降下来了。病人会觉得这医生很神，手到病除呀！其实没什么神奇的，就是他用了不该用的激素，降下体温不过是激素在粉饰太平。

这种速效的退烧药，一般是一针消炎药如青霉素加一针地塞米松，当天体温就能下来。但你要知道，这种迅速退烧绝不是青霉素的消炎作用。虽然用青霉素没错，但它要发挥降温作用至少需要一两天，要等它把引起发烧的细菌杀死，把病根去掉。而这种点上液体就降温的神效，其实是激素的功劳，是激素制造的虚假繁荣。

激素确实有消炎的作用，但这个消炎不是针对引起感染的细菌，不是杀菌。激素的作用是抑制住人体白细胞对细菌的吞噬反应，也就是说，激素是通过抑制人体正常的免疫系统的作用，来减轻炎症引起的发烧、疼痛等难受症状的，等于人为地按住矛盾一方面，以使矛盾消失。

上大学时有个同学特有意思，夏天有蚊子钻进蚊帐，咬得他睡不着，他懒得起来打蚊子，就吃安眠药，使自己对蚊咬不敏感。感冒发烧用激素治疗，其实就像这个同学的懒办法，不去除外因，只委屈自己。

这类在感冒发烧上滥用的激素到底有多大副作用，有多严重的寒性，举个例子你就明白了。在中医作基础研究时，需要专门制造一种肾阳虚的动物模型，想办法使实验用的小白鼠变得和肾阳虚的人一样，出现提前衰老症状，然后再给它服药来寻找哪些药物可以改善衰老问题。制造这种动物模型时用的方法就是给小白鼠打激素。几个月下来，小白鼠就出现了老态，怕冷，懒得动，蜷缩着。再化验小白鼠的血液，发现它的指标和人肾阳虚时非常相似。

说到这里，你该知道激素能不能做常规的感冒药了吧？其实，用激素相当于把人体的阳气、火力按住，不让它们起作用。在外来侵害出现时，把自家看门的士兵绑住手，取消矛盾双方中的一个，于是看上去一片安静，无战事。这是非常态的。

第二章　人为什么会上火

自然界有阴阳之分，光明的、温暖的属阳，黑暗的、阴冷的属阴。太阳属阳，月亮属阴。但太阳比月亮大，自然界由但阳气主宰。生物是从热量消耗低的物种，向热量消耗高的物种进化是的，从鱼→两栖类冷血动物→爬行性变温动物→鸟类→哺乳类恒温动物。人是最高级的，热量消耗最高的，自然也是阳多于阴的，也是最容易“上火”的动物——这都是进化出来的火。

过多的肉类，过浓的牛奶、过甜的饮料、过分脱水才变得更香的零食都相当于给身体进补，它们会给人体带来什么？将可以温暖补益肾阳的硫黄埋在花下，促使花朵提前开放的花匠“绝活”，已经提示我们：食物过于精良就等于进补，进补就会导致孩子的青春花季的提前到来，也就导致本可以长得更高的身体提前“封顶”——这都是吃出来的火。

有个等式：欲望 - 实力 = 上火。我们被难平的欲火折磨得痛苦不堪的原因，是因为我们想达到的欲望，我们要填平的欲壑远远超过了我们实力所能及——这就是想出来的火。

凡此种种，是人类难以改变的特有习性，这也加重了“上火”这一人类的宿命。

进化出来的火

元·朱丹溪《格致余论》:“人受天地之气以生，天之阳气为气，地之阴气为血，故气常有余，血常不足。何之言之？天地为万物父母。天大也为阳，而运于地之外；地居天之中为阴，天之大气举之。”

人接受天地之气得以生存。接受天之阳而成气，接受地之阴而成血，所以，气总是有余，而血总是不足的。为什么这么说？因为天比地大是阳，运行于地之外，地比天小是阴，居于天之下，靠天之气推动。

1. 人会上火，蛇不上火

陈小野是中医研究的“国家队”中国中医科学院当年破格提拔的最年轻的教授，他一直在做中医基础医学研究，想用现代科学给中医一个解释。他在众多资料和实验结果中发现了一个规律：人之所以上火，和进化程度高相关。

陈小野发现，生物进化是从热量消耗低的物种向热量消耗高的物种进化的，如鱼→两栖类冷血动物→爬行性变温动物→鸟类→哺乳类恒温动物。从冷血动物到恒温动物，是从低等到高等，物种进化得越高级，身体温度也就越高。人的体温高，因此容易上火。

你肯定看不到蛇上火，因为它是冷血动物，而鸡就会上火。古代一本名叫《鸡谱》的书中就有记载：“夫鸡之痰喘者，有寒暑之分。热者非感风寒，乃因鸡之膘肥斗后内热，再因喉中之痰血去之未净，待溻后痰血尽归于中，又因俗传言斗后不可饮水，故鸡脏如焚，安得不病也。经曰：‘气壮生火。’火盛生痰，必喉肿、舌焦，其粪或纯白或红白兼杂，皆内热之症也。”

广东人喜欢吃蛇，那里天气热，吃蛇肉可以清热去火，借助的就是蛇的凉气。蛇胆能治咳嗽，如大家熟悉的蛇胆川贝液，治咳嗽痰多且痰色发黄的热性咳嗽效果很好，因为蛇胆是凉性的；如果是老年慢性支气管炎，本身就有寒，再吃含蛇胆的咳嗽药就不合适了。

鸡是偏温的，中国产妇坐月子吃鸡，而不吃鸭子。鸡和红枣合炖能温补，是虚寒女人最适合的药膳。而狗肉的火力就更大了，很多人吃狗肉之后会流鼻血，因为在进化阶序中狗比鸡更高级。

自然界有阴阳之分，由阳气主宰。太阳比月亮大，万物向阳为生。作为受天地之气而生的、进化最高级的人，气常有余，血常不足，阳常有余，阴常不足，所以最容易上火。

2. 男人过四十，“六味”正当时

元·朱丹溪《格致余论》：“夫以阴气之成，止供给得三十年之视听言动，已先亏矣。人之情欲无涯海，此难成易亏之阴气，若之何而可以供给也。”

人的阴气只够供给三十年的生命，所以很早就亏了。而人的欲海无涯，以这并不充足的阴气，怎么可以够供应呢？

营养学上有个经验，人吃的东西和自己的物种离得越远越好：四条腿的猪牛羊肉就不如两条腿的鸡鸭肉，两条腿的飞禽类就不如没腿的鱼类。营养学这么说，主要是从食物的脂肪含量上考虑的：脂肪含量越低的，人吃了越不容易发胖，不发胖就少了很多伴发病症，比如糖尿病、高血压、痛风、心脑血管病。

这种食物的选择也很合乎中医上火理论。和人类离得越近的物种，进化程度越高，热量就越高，吃了就越容易上火。糖尿病等慢性病就是由嘴而入的“火患”。

金元时期的名医朱丹溪意识到了这点，所以他才有了著名的“相火论”。他认为这种存在于人体之中的“火”是通过生命的各种活动表现出来的，这就叫“凡动属皆火”。也就是说，人的“火”始终处于蓄势待发中，往左偏一点就是火少了，就是“衰”，就是阳虚，往右偏一点就是火多了，就是“妄动”，就是上火。因为人的进化特点，“阳常有余，阴常不足”，正常人往右偏的可能性更大，阴虚、上火很常见。

人的体质是分阳虚和阴虚的。阳虚是火力不足，阴虚就是火力过旺。在北京中医院的肾病科主任常峥教授的印象中，现代人属于阴虚的比属于阳虚的要多，失眠、神经衰弱、糖尿病、高血压等多以阴虚的体质出现。根本原因就是现代人压力太大，时刻想着挣钱、升迁、过好日子，被欲望逼得脑子动得太厉害，“火”很旺，于是消耗阴液，体质成了阴虚。

所以，男人过40岁，即便没有什么慢性病，也要每天吃两丸六味地黄丸，避免阴精过度耗竭。

3.25岁之后，大脑才有了成熟的定力

清·张璐《张氏医通》:“头者，天之象，阳之分也，六腑清阳之气，五脏精华之血，皆朝会于高巅。”

人的头部是五脏六腑的气血交汇之处。

具体到人体，器官进化得越高级的，也是火力最旺的。人体器官最高级的是大脑，火力最旺的就是大脑。

大脑是消耗热量最高的器官。人大脑的重量只占人体重的2%，其热量消耗却占身体总热量的20%。即便你坐在那儿不动，只是听课或考试，一旦动脑子了，一上午下来也会觉得很饿，因为动脑子是种巨大的

能量消耗运动。

大脑因为复杂、高级，进化完成的时间比其他器官长，是人体器官中最后一个进化好的。比如最能体现人的本性，体现成熟程度的意志力，负责它的神经细胞就位于大脑的额叶。

人大脑的成熟顺序是：枕叶——颞叶——顶叶——额叶。越高级的越复杂，成熟得也越晚，造物主也是“慢工出细活”的，所以人最高级的额叶要到25岁才成熟。

生活中也会有发现：人一般到25岁以后才变得稳健、有定力。此时，身体其他相对低级的器官开始老化，比如膝关节。膝关节的老化从十四五岁就开始了，到30岁，膝关节已普遍老化，骨刺最先发生在这里。很多人长骨刺，上下楼时膝关节疼，以为是骨刺扎的，就找医生想把骨刺切了。其实，骨刺的表面有滑膜，有软组织，应该是一个很圆的东西。因为在X片上看可能像一个很尖的东西，所以就有了“骨刺”这么个俗称。疼痛也不是骨刺引起的，而是关节出现蜕变和损伤，刺激滑膜引起的。

长骨刺，是因为关节老了，结构不稳定了，需要有个楔子式的东西帮助关节的稳定，骨刺就是身体长出的楔子。即便切了骨刺它还会再长，因为保持结构稳定是身体的本能。

再说大脑。看一个人是不是成熟，就看他的意志力、定力。什么时候大脑额叶成熟了，人就成熟了，那要到25岁。过了50岁，那个部位的功能就要衰退了，所以老人也会犯孩子脾气，沉不住气，显得很幼稚，那是因为负责意志力的额叶出了问题——孩子是没长成，老人是退化了。这个意志力也需要热量、火力来维持。

美国人做过一个很有意思的实验：把接受实验的人分两组，一组只给柠檬水，另一组给柠檬水加蔗糖，显然后一组吃的热量大。然后出一系列考察意志力的题，发现吃进去热量高的那组，意志力明显高。由此推测：大脑行使意志力时需要充足的气血供应，需要火力支持。

由此可见，头脑是热量最集中的部位，否则不足支配人这个复杂的社会性动物。一个人每天要动用多少意志力，作出多少决定，才能在人世间立住脚？！

所以，动物进化到人才开始直立的，因为在这种体位时，人的大脑和太阳离得更近，阳气、火力更集中，便于意志力的发挥。你看电影电视剧里，大家讨论问题时一般都坐着，聊天时甚至躺着，但到最后决定、拿主意时，决策人往往会站起来，乃至拍案而起——因为站着时大脑的阳气充足，比坐着、躺着时都足。

蛇是爬行的，它的大脑肯定没人发达，它因此也消耗不了那么多的能量，就算是冷血也不影响其生存。

4.“贵人不顶重发”符合不上火的道理

唐·孙思邈《备急千金要方》：“头者，身之元首，气血精明，三百六十五络，皆上归于头。头者，诸阳之会也。”

头部是身体的首领，全身的气血精微物质都要上注到那里，头部也是阳气汇集的地方。

头是人体能量代谢最旺盛、火气最大的地方，按理说是最不怕冷的，在中医讲是“头为诸阳之会”，是全身阳气集中的地方。一个年轻人，在春天暖和时站在太阳下，你能看到他头顶上冒的热气，这就是身体之阳借了自然之阳，非常旺盛。所以老话说“贵人不顶重发”，是人们从多年的经验总结的。过长过厚的头发会影响生命阳气的蒸发，阳气不蒸发出去，会憋出火来。热量消耗最高的地方，捂着是要捂出病的。

我的儿子小时候身体壮，老上火，我就发现一个规律：每当他头发长长了，我们忙得忘给他剃时，一般就该生病了，要么是咳嗽，要么是嗓子疼，要么是积食了——不管什么病，本质都是上火的问题。中医一看就说："又给积住了。"这个"积"不光是积食，还有本身热量出不去导致的热量蓄积。

从这里我体会到：头部的适当暴露，是最便捷的去火方式，小男孩尤其如此，头要经常剃。北京的老人夏天就喜欢给小男孩剃头来去火。至于年轻人呢，更应该不戴帽子——至少从健康上用不着，那是在捂火呢！如果从扮相上追求美观，就另当别论了。

5. 流鼻血也是种去火药

汉·张仲景《伤寒论》："太阳病，脉浮紧，发热身无汗，自衄者愈。"

脉象浮紧，发热而且身上无汗的外感，如果自己出了鼻血，也可以不治而愈。

对于上火的治疗，除了吃去火药，人体也有自愈的办法，比如《伤寒论》就有一句："脉浮紧，发热身无汗，自衄者愈。"衄就是流鼻血。这句话描述的是外寒内热的一种感冒状态，因为无汗所以内热散不出去，要治疗需用发汗药将郁热透出去，把寒邪驱散。这个时候，如果出一次鼻血可能没吃药也会好了，因为流鼻血就是一条去火的通路，可以把多余的能量发泄出去。

我曾经遇到过一个病人，女性，56岁。有一天她突然流鼻血，流得很猛很多，好不容易才止住。那次流血后她也没觉得异常，至少没有失血的感觉，反倒觉得轻松了。过了几天，鼻子又出血了，来势汹汹，她害怕了，就去了医院，看五官科。医生找到了出血的地方，把那条血管“焊”上了。她以为从此平安无事了，结果第二天就觉得头晕，比止血前更难受。再去医院，一检查，发现是高血压，170/100！医生这才明白：她之前出鼻血其实是在去火，发泄多余的能量，减轻血管的压力；后来堵上那条能去火的血管，没了去火的出口，血压就升上去了。

只要你不是血小板缺少的人，肝脏也没问题，那么偶尔流鼻血未必是坏事，一种是自身的去火方式，另一种可能是信号，如血压高。

也许有人流鼻血会联想到鼻咽癌，但鼻咽癌的出血是和鼻涕混在一起的，是涕中带血，一般这种来势汹汹的流鼻血，不关鼻咽癌的事。

有些人连续几十年年年献血，都成习惯了，身体越来越健康。按他们自身的说法，献血后不上火了，不献血反倒憋得慌。

科学家运用血液流变学与血液动力学对血质与献血的关系作了研究，发现定期适量献血，特别是单独献红细胞和血小板等有形成分的人，血液黏稠度会明显降低，流速也加快了，脑的血流量也提高了，很少发生脑缺血的现象。芬兰一个研究小组对2682名42～60岁的男性进行调查，其中两年里至少献过一次血的人，在5年内发生急性心肌梗死的比例比未献过血的低86%。美国一心血管病研究小组的研究亦表明，在3年中，献血者患心血管病的危险仅为未献血者的一半。

献血，等于去掉了身体的淤滞，避免了由淤滞导致的上火。

这个道理在名列“金元四大家”的张从正的用药过程中有体现。那时游牧民族以肉奶制品为主的饮食习惯影响着全社会，全民上火，因此他提出了“以攻为补”的治疗法，就是用去火的泻药来达到补养的目的。他的理论是：“损有余，乃所谓补不足也。徵瘕尽而荣卫昌，不补之中，有真补存焉。”其中所说的“有余”、“徵瘕”就是人体多出来的火，用药物把它泄出去，人的正气就被调遣出来了，就等于吃了补药。

现在许多中医会保养，很讲究缓泻，在他们眼里缓泻等于进补，他们会一两个星期吃一次泻药让自己缓泻一次，这是他们保养身体的秘籍。

吃出来的火

元·朱丹溪《格致余论》:“肉食不及幼壮，五十方食肉。强壮恣饕，比及五十，疾已蜂起，气耗血竭，筋柔骨萎，肠胃壅阏，涎沫充溢，而况人身之阴难成易亏。”

人要过了 50 岁才能经常吃肉，如果过早食肉过多，就会导致气血的耗竭、筋骨萎软，导致上火。

1. 吃肉早了

古人到50岁才允许多吃肉，可能是个极端，中医各经典中频繁出现的一句相当有内涵的话是“膏粱厚味，足生大疔”，意思就是甜腻、精细、油多的食物易使人的皮肤生疮疔。

古人到50岁才开始吃肉

中国人算不上食肉民族，这是水土、体质决定的。欧洲人则是以肉、奶为主，所以在中国的欧美人总是比中国人穿得少。冬天的北京，经常见到大衣、围巾包裹很紧的中国人中间夹着个穿短袖T恤的欧美人——他们从小肉吃得多，火力壮，不怕冷，从冰箱里拿出牛奶就喝也不会有问题，这是西方人体质决定的。

中国是农耕国家，中国人敞开吃肉的历史差不多和改革开放连在一起，不仅是经济许可，还有西方观念的影响。

翻看清代皇帝的宫廷食谱可以发现，他们出身骑马吃肉的满族，经常食用的却是海参、燕窝、鱼翅、银耳等。乾隆皇帝每天必备的是豆制品，烹调方式不下100种，有粗粮细做的意思。他在避暑山庄时点着要“八珍糕”，用的是人参、茯苓、山药、扁豆、薏米、芡实、莲子，研成细粉末，加糯米、白糖和匀了，再蒸出来。这种糕后来在民间也开始流行。其中除了人参之外，其他也都是能量很低、很平和的平补品。他们聪明地选择了很适合自身体质的奢侈方式，所以那时候中国的贵族反倒没有现在的“贵族病”。

《清宫医案研究》中载有“慈禧青果茶”,选用鲜青果（橄榄）20个、陈皮3克、桑叶6克、金石斛9克，这些食物都是甘寒或者甘凉的，有健脾和胃、清热解郁之功效，对由于上火导致的胸闷、胃部胀满、食欲减退、口干渴很有效，就是将青果捣烂，与桑叶、陈皮、金石斛一起放入沙锅内，加水适量，先用武火烧开后改用文火煎煮10分钟，过滤去渣取汁，不拘时地代茶饮。

像在暑热季节，《慈禧光绪医方选议》中的“清热化湿茶”也可以用。配方选用鲜芦根2条、竹茹5克、焦山楂9克、炒谷芽9克、橘红3克、霜桑叶6克，对于恶心、呕吐、胃脘胀闷、食欲减退、头晕目眩、小便黄赤等暑湿季节特有的症状很有效。把鲜芦根洗净、切碎与诸味药一同放入沙锅内，加水适量，用武火煮沸后，静置药汁变温后，过滤去渣取汁代茶饮。

中国人明显地把上火当事儿是20世纪90年代前后，排毒养颜胶囊就是那时候上市的，毒就是没排出去的火引起的。火不排出去就要长痘，排毒养颜胶囊中，“养”的方面用了人参，“排毒”的方面用了大黄。

在此前后，北京市健康教育所对北京市居民膳食调查发现，30多年来，北京居民的日常食物中粮食、薯类及豆类所占的比例明显下降，已经从过去的2/3下降到现在的1/3。过去成年人一顿饭能吃掉半斤粮食，现在一天也吃不到半斤了，而动物脂肪及油脂的摄入量占食物总量已经由过去仅有的2.8%上升到23.1%，超出了人体的需要，这么大的热量怎么可能不上火！

要知道，1克脂肪含有9000卡的热量，而1克淀粉或蛋白质只有4000卡。多吃1两油或含脂肪多的肉相当于多吃了2两饭。很多人以为不吃主食就能瘦下来，这肯定不对，除非你也不吃肉，只吃蔬菜。如果只是用肉换掉主食，未必达到减少热量摄入的效果，不过是吃得更精，肌肉会变得结实，却更容易上火。

有人说我吃的是瘦肉呀！瘦肉里也含有脂肪。猪的瘦肉脂肪达到

20%。而鸡胸每百克含一两克脂肪，兔肉也是健康的，每百克含 0.4 克脂肪。所以中国百姓讲究“白菜豆腐保平安”。

而到了 50 岁，人体的阳气、火力已虚，吃肉也不会“火上浇油”了。

古人到 50 岁才允许多吃肉，可能是个极端，中医各经典中频繁出现的一句相当有内涵的话是“膏粱厚味，足生大疔”，意思就是甜腻、精细、油多的食物易使人的皮肤生疮疔。

百姓自己也觉察了上火问题，开始通过“自找苦吃”来去火，比如苦瓜、芥蓝、莜麦菜等南方的蔬菜，也是随着人们吃肉的增加逐渐传到北方的，因为苦能去火，夏天吃点苦味的菜确实是有去火作用的。比如苦瓜和鸭肉一起炒，都是凉性的，很适合夏天去火……不管哪种去火饮食，都有一个特点，脂肪是不能太多的，不能油腻。

中国人吃鸭子，一个是盐水鸭，盐是入肾经的，放到火里立刻会爆，用它可以制约鸭的寒性；一个是吃烤鸭，用火烤的方式制约鸭子的寒性。

• 小贴士 •

苦瓜煸鸭肉：苦瓜去瓤，切成条。鸭肉切成条。将苦瓜稍微用清水焯一下捞出，用油把鸭肉煸熟，加少许酱油，或者豆豉调味至肉熟，再将焯过的苦瓜下锅中，共同翻炒几下即可。这是夏天最适合吃的去火食物。

用大蒜清炒豌豆苗，或者空心菜也是可以清热去火的。

软、香、酥的食物会上火

《素问·生气通天论》：“膏粱之变，足生大疔。”

油腻精细的食物会导致人的皮肤生疔疮。

生疔疮其实是身体里的火大了，无去处，在皮肤上找个缺口。至于久治不愈，到最后成了冷疮变灰色，那是人的火气损耗殆尽才可能出现，是疔疮的结局而不是起因，起因一般都是上火。

生疔疮是上火引起人体病变的症状之一，因为形象，所以拿它说事。

其实吃上火导致的绝对不只是皮肤感染，还有糖尿病等其他一系列疾病的隐患。

糖尿病被称为脑血管意外（包括脑出血、脑血栓）、冠心病等“危病”。这就是说，一个人如果得了糖尿病，就等于得了脑血管意外、冠心病，因为血糖对血管的破坏使身体具备随时发生其他病的基础。这些严重危害健康的疾病，现在发现都是吃出来的。

糖尿病人的皮肤一旦破溃，非常不容易收口。首先是糖尿病人的感觉比一般人迟钝，可能是神经末梢受到血糖高的影响，感觉不到。很多糖尿病人腿上、脚上的伤口要看到才知道，往往发现时感染已经很严重。又因为糖尿病人皮肤含糖多，是个天然的“培养基”，细菌在其他人伤口上未必能活，在糖尿病人这儿就肯定活下来，而且繁殖开了。因为糖就是热量，“膏粱厚味”的食物含的热量都很高。

北京协和医院沈伊繁教授是诊治糖尿病的专家，她在每次“健康大课堂”之类的公益集会上都要给公众一个提示：那些吃起来香、酥、甜、腻的食物，肯定是不利于健康的，因为只有用很多的脂肪和糖才能使食物具备这种口感。

2. 爱意浓了

元·朱丹溪《格致余论》：“然肠胃尚脆而窄，若稠黏干硬，酸咸甜辣，一切鱼肉水果，湿面烧炙、煨炒，但是发热难化之物，皆宜禁绝。”

孩子的胃肠功能还没健全时，质地坚硬、味道刺激的，比如鱼肉、烧烤等难以消化的食物，都应该是禁忌。

一杯浓牛奶烧坏一个孩子

北京大学第一医院的新生儿科汤泽中教授，曾经接收过一个被母亲用奶粉喂出小肠缺血坏死的孩子。因为孩子之前一直泻肚，没好好吃东西，母亲担心孩子营养不良，在喂婴儿奶粉时违背了说明书上的规定量，少放水，多放奶粉，给孩子冲了一瓶很浓很浓的牛奶，结果喝出了问题。孩子喝了牛奶之后一直在哭，一摸肚子就哭声更大，家长知道肯定是肚子疼。到医院检查才发现，孩子的小肠黏膜已经被过浓的牛奶烧伤了，出现了脱水坏死。

小孩子的肠道是非常娇嫩的，浓牛奶的渗透压比清水高很多。味道重的东西一般都是高渗透压的，比如含盐分多、咸的东西。人吃了咸东西，肯定要多喝水，就是因为渗透压高的组织一定要把渗透压低的组织里的水吸过来达到平衡。浓牛奶也同样，要把肠黏膜里的水往外吸，孩子的肠道里多了水分，先要腹泻，接着整个肠壁的血液循环受影响，造成的后果就是肠壁缺血。有个病叫“新生儿（婴幼儿）坏死性小肠结肠炎”，其中一个原因就是喂食不合适的奶粉，尤其是高渗透压的牛奶，这就是一种人为造成的上火。

老人不愿意给孩子吃饼干，只是感性地说“饼干太干，孩子吃了会上火”。饼干因为干，要吸收胃肠黏膜里的水，水分减少了，火就大了，饼干确实比面包、馒头容易上火。还有，与生花生、水煮花生相比，炒花生、油炸花生更易上火。

食物中的水分以两种形式存在：一种以毛细管凝聚状态存在于细胞间，依靠毛细管与食物成分联系，称为“自由水”；另一种是与食物中的蛋白质等营养成分的分子通过氢键而结合着的，叫“结合水”。

自由水与食物成分联系较弱，在100℃以下加热就很容易失去；而结合水与营养成分的分子相互作用较强，在100℃时不会失去，只有在加强热到120℃～140℃时才会被除掉。花生经过炒制就会失去结合水。当我们吃炒花生时，失去了结合水的花生先要与食道中的水重新结合，并释放能量，也正是由于这一放能过程的存在，炒花生就变得很燥热，比煮花生更容易上火。饼干、油炸薯条、锅巴及其他烘烤食品都是一个道理。

奶粉在干燥过程中将牛奶中的结合水大部分除去了，之所以要用规定比例的水去冲奶粉，就是为了减少肠道在吸收奶粉时从肠壁再吸水。如果配水比例少了，肠道就必须从局部组织细胞表面吸取更多的水，同时伴随能量释放，孩子上火其实就是肠道被脱水出血了。

脱水的食物火力大

从这个道理推论，如果不想上火，不在于吃什么，而在于怎么吃，比如同样是鱼，干炸鱼肯定比清蒸鱼易上火。

同一味中药，生用和炒用，效用就差异很大。再比如姜，生姜越鲜热性越小，鲜姜没有老姜辣；老姜之所以辣，也是因为脱了水，火大。火更大的姜是干姜，就是把姜彻底晒干，使它失去结合水，这个时候再吃它就要把身体里的水分带走，火性就大了。

作为药用，生姜一般是在着凉感冒时用，在药快煎得时放几片姜进去，吃了之后微微发汗，它的火力仅此而已。干姜就可以用在寒性明显的病上，如胃肠炎、慢性胃炎、胃溃疡、消化不良。最有临床价值的古代医典《伤寒论》中有个专门治虚寒腹泻的方子，叫“理中丸”，现在药店里的附子理中丸就是从那来的。

理中丸是热性很大的温脾药，可针对虚寒性的腹泻，过去甚至对霍乱都有起死回生的效果。如果脾胃虚寒没严重到一定程度，吃理中丸会上火、口舌生疮的。它一共有四种药，前两位是人参、干姜，其后才是白术、甘草。原本上餐桌的姜可做治病救人的“臣药”，可见去了水的姜有多大火性了。

同样是姜，比干姜还热的就是炮姜了。炮姜是把干姜用沙烫到鼓起，表面烫至棕褐色。它能治疗更加寒凉的腹泻、便血，或因为体质虚寒导致的月经量多，出血时间过长，用炮姜能止血。炮姜有炭性，炭性就是使药物完全脱水了，服用后便于在肠道结合水，吸收水，也是使寒凉的肠道、子宫上上火。

3. 成熟早了

元·朱丹溪《格致余论》:“人生十六岁以前，血气俱盛，如日方升，如月将圆。唯阴长不足，肠胃尚脆而窄，养之之道不可不谨。”

孩子在16岁之前，气血刚刚充盈，像太阳刚升起，像月亮就要圆满。因为人上身之阴气总是不足的，此时的胃肠功能又脆弱，养育就要特别谨慎。

吃得好了，孩子矮了

现在孩子普遍早熟，比他们的父母那一辈提前了三四岁。最新的统计发现，现在的女孩子平均9.9岁就开始发育。这其中有两个原因：一个是接触的东西广，信息多，性启蒙早；一个就是脂肪、蛋白吃得太多，都是上火的东西。

早熟没有好处，首先会对身高有影响，老百姓常说“长得早的孩子个子矮”就是这个道理，因为早长的孩子性成熟更早。

北京中日友好医院张知新教授专门看身高矮小问题，很多不长个的孩子都会被带到这里，很多家长都愿意花钱给孩子打生长激素，让孩子的个子长起来。

生长激素对有些孩子的身高增加确实有作用，因为它能促进生长期骨骺软骨的形成，骨头拉长，个子也就长高了，前提是要在骨骺没有闭合时使用。

张知新教授看过一个14岁的男孩，打了生长激素也没长起来。家长说，孩子在小学时是班的“大排头”，个子最高，但后来就越来越排不上号了。家长担心，就给他打了生长激素，不管用。到医院拍了X光片查骨龄，发现这孩子虽然才14岁，骨头已经是18岁的了，可以伸展使个子长高的骨骺已经闭合了。也就是说，他在14岁时就已性成熟了，生长激素没了用武之地。再问才知道，孩子家里是开养鸡场的，生活条件很好，食物以肉类为主。

骨骺闭合了的孩子，就像楼房已经封顶，再打生长激素就像多加水泥沙子，只能盖出一座畸形的楼。生长激素成了一种人为加入的火，打进去没地方应用，就会逼得肢端异常生长，叫肢端肥大症。

肢端肥大症的人都有同一种特殊面容：下颌增大，眉弓及颧骨突出，唇厚，鼻大，舌大，面貌粗陋，脸皮变得很粗厚，手足肢端肥大。不是医生，看到那种面相也会觉得不正常。

穷人的孩子长得高

对于孩子的早熟，很多人一直怀疑：猪鸡鸭之类被激素喂大的，人吃了食用过激素的家禽相当于吃了激素。北京大学医学院专做营养与食品卫生研究的张玉梅博士否定了这个推论。长期做食品安全检测，她很有把握地说，至少在中国大城市的食物抽检中，只要是规模养殖的，即在正规超市卖的家禽、猪、牛、羊肉里，肯定没有激素！这个安全还是可以保证的。

现在的鸡都是很快出笼的，一个半月就长成了，能吃了，这也不是因为喂激素，而是食物改良，质量高了，鸡自然长得快，也算是一种早熟吧！没发现对人体有确切伤害的早熟。也就是说，孩子的性早熟不是因为食用吃了激素的动物的肉引起的，根本问题还是肉，动物蛋白吃得太多！是吃肉导致了上火，这个火就是提前到来的青春期，提前行使作用的性激素会消耗人体本就相对不足的阴气。孩子最终个子矮，症结就在这里。

中国人带孩子讲究“要想孩子安，三分饥与寒”。张知新把这句话翻译成了对孩子家长说的话：“把自己的孩子当穷人家的养，反倒会长高。”穷人家的孩子吃粮食、蔬菜的机会肯定比肉、奶、蛋要多，也就没有干涉正常的性发育，性成熟之前孩子的骨头可以尽情地长。

精良的食物是上火的源泉，这种火无益于身体的生长，会加快性成熟的提前到来。

上火药催得花朵提前开放

纪晓岚《阅微草堂笔记》：“盖郁热蒸于下，则精华涌于上，涌尽则立槁耳。”

下面的郁热催使精华物质上涌，能催开花朵，但精华消耗干净之后，花朵立刻就枯萎了。

纪晓岚知道养花诀窍："观艺花者，培以硫黄，则冒寒吐蕊，然盛开之后，其树必枯。"这是一个养花人投机取巧、卖出高价的办法。为了使不到开花季节的花在严寒中提前开放，花匠们把硫黄埋在花盆里，用它来催花早开。结果，花很快被催开了，开放时间可以由种花人掌握，只是这个早开的花到正常该开的季节也就不会再开花了。

硫黄是种中药，《本草纲目》记载它是温热性质的，入肾经、大肠经。能治疗"阳痿足冷，虚喘冷哮，虚寒便秘"。

对硫黄这种药一般医生很是畏惧，因其有毒性，大热，大燥。你想想，都能把不该开的花催开了的东西得多高的热性？

最早把西医用在中医治疗里的是名医张锡纯，著有《医学衷中参西录》。他就敢用硫黄来起死回生。因为他认定硫黄是温补下焦的第一良药。比如小儿久泻、胃寒呕吐、寒饮咳喘、腹水等，但凡属于极端寒凉的，他都会巧用硫黄，因为这些病在他眼里都是"真火衰微太甚，恐非草木之品所能成功"，只能"服生硫黄而愈"。

硫黄是属于能上火的补肾药的一种，而且是最烈最热的一种，埋在花下是集中给花增加能量，相当于给花浇了最好的营养，施促性成熟的药，花早开也是一种早熟。但结果怎么样？纪晓岚说："盖郁热蒸于下，则精华涌于上，涌尽则立槁耳。"早熟之后花就立刻枯萎了，和吃得太好、能量太过、最终不长个的孩子一样，在少年时就把个子长完了。

古人之所以讲究"五十方食肉"，因为"人过五十，天过午"，50岁的人本身的火力已经下降了，胃口也不像年轻时那么大了，即便是吃肉，也不会像年轻时那么上火了。

想出来的火

元·朱丹溪《格致余论》："以温柔之盛于体，声音之盛于耳，颜色之盛于目，馨香之盛于鼻，谁是铁汉？心不为之动也。"

温柔的声音、美丽的颜色、馨香的味道都是诱惑，人心都是肉长的，不可能不为所动。

1. 欲望之火：欲望－实力＝上火

和古人相比，现代人受到的诱惑已经不仅仅停留在性这一初级阶段，各种各样和现实脱节的、超过自己能力的欲望其实都是诱惑，所以更容易上火。

心里所想超过身体所能时，就要上火了。陈小野给出一个等式：欲望－实力＝上火，这个等式左边两项的差越大，上的火就越大。比如孩子突然有个出国机会，过期不候，但家里一时拿不出那么多钱，四处筹借未果，这就要上火了。烦的时候就会想：还不如没这机会呢！有了机会又去不了，让人更难受。

什么时候最痛苦？选择越多越痛苦，这是心理学上的答案。有选择就会引发欲望，选择越多欲望就越多，当欲望超过了自己的实力，不能达到时，就容易上火，就容易痛苦。

有个很有钱的女房地产商，总觉得自己不幸福，后来就去了沙漠无人区探险，又去爬珠峰，她发现这样她能感到幸福，所有平时吃不了的苦全能咽下，而且甘之如饴。

为什么呢？心理学者杨霞说，因为在那种恶劣的情况下，人没有更多的选择，只有从艰难的地方走过去，活下去。她之所以感到幸福，是因为那时她的欲望单一，欲望的门槛也低，都能实现，欲望－实力＝0，人自然不会上火。

近来社会调查发现，月收入在两三千的人的幸福感，反倒比月收入在8000元以上的人高，收入高的人感到更不幸福。就是因为月收入8000元人的眼界、见识和月收入2000元的人的不一样，前者信息接受得多，欲望因此增加，欲壑更深了，更难填了，超过了8000元的月收入所能填平的可能，所以他不会感到幸福，因为他的欲望总在能力的前面，他总要去够，因此人们常说“欲火”，内心的欲望使人不消停、上火。

古代的各种养生方式不同，但宗旨是一个，都是要把降低欲望作为养生的法宝。比如道教说的清心寡欲，清静无为，致虚极，守静笃；具体方法是“少思、少念、少欲、少事、少语、少笑、少愁、少乐、少喜、少怒、少好、少恶”。佛教讲“四大皆空”，禅定养生要克服外界六尘（色、声、香、味、触、法）的诱惑和内心七情六欲的困扰。

《内经》是中医的经典，它的治病大法不是具体的方药，而是一条条精神训诫，其中就有“恬淡虚无，精气从之，精神内守，病安从来”——只要心里安静了，疾病就不会发生了。

现代医学也发现，各种疾病中70%的病属于身心疾病，和情绪心理有直接关系。

中医把思维分布在“心”和“脑”两个脏器中。中医不是生物学，是人学，不是治病是治人，所以强调人文色彩。

中医的“脑”是用来思维的，是机器。所以，头是身体的首领，必须多动，不动就傻了、痴呆了。“心”在中医里是藏魂魄的，是欲望的居所，是人的情感的首领，是人之所以为人的关键。因此心不能老动，最好安静，心一动，肯定五内俱焚，保持安静的心态很重要。

名中医樊正伦教授给白领讲保健，反复强调：“你们是生活的主流人群，应该勤动脑体不动心。考虑问题可以尽量全面，处理问题可以尽量果断，那都是用脑；但是晚上停下来的时候，心不要动，晚上躺在床上，敢与天地日月同辉，非常平静才对。”

2. 郁闷之火：闷人出豹子

元·朱丹溪《丹溪心法》：“气血冲和，百病不生，一有怫郁，百病生焉。”

气血冲和可以避免疾病的发生。一旦情绪抑郁、郁闷，多种疾病就因郁而生了。

有句话叫“闷人出豹子”，是指一个不善言、嘴笨的人往往能干出惊人的事情。因为不表达，或者不会表达，会导致情绪的积蓄乃至爆发，那是他们本能的去火方式。

有个电视报道说，农村的一个小学校长家里盖房，把邻居一家的房子阳光全遮住了。被遮光的这家没什么文化，夫妻两口子都是笨嘴拙舌的，理论不过人家识字的人，最后逼急了，没别的办法只能诉诸武力，把校长给杀了。

赵本山和宋丹丹的小品中，宋嫌赵说话总穿帮就让他闭嘴，宋问：“不说话你会憋死吗？”赵答：“不会憋死，但会憋疯……”这段话非常符合郁闷导致上火的原理。

一旦身体的生命力被压抑，然后反弹，就会表现为过于旺盛，就呈现一种上火状态。这种情况在内向的人、不善表达的人，或者“人老心不老”的人身上最容易出现。

小孩喜欢动，一天到晚在家里闷着也会闷出火来。有个小男孩特别好动，他也特别希望因为听话被老师表扬，得小红花。有一天早上他肚子疼，家长说那就别去幼儿园了。他却一定要去，他说：“我今天去肯定能得‘小红花’了，因为我肚子疼，没劲折腾了，肯定能表现好……”也能想象现在的教育是怎么束缚孩子能量的。

有经验的家长也知道，爱折腾的孩子也容易上火，过一段就要上火一次，之前那几天特别亢奋，上蹿下跳，惹是生非，这时候吃点“王氏保赤丹”，平和，能帮助消化，避免饮食积滞，避免因为积滞而上火，就能对要上的火釜底抽薪了。

或者让体质特壮的孩子经常吃点启脾丸，这个成药里面化食的成分很多，能助长脾气，减轻胃肠的淤滞，也是一种釜底抽薪和提前去火。

这是药物，还有很重要的心理治疗，其实就是把憋闷说出来，别憋着，心理学上叫倾吐，给火一个去处，说痛快了，火就没了，有时候比药还重要。

3. 压抑之火：独身女人易闭经

汉·张仲景《金匮要略》："食伤、忧伤、饮伤、房事伤、饥伤、劳伤、经络营卫气伤，内有干血，肌肤甲错，两目黯黑。"

饮食、情绪、房事、劳累等都能伤人，导致淤血内存，皮肤会像鳞甲一样粗糙，眼眶周围发黑。

《红楼梦》里的香菱被人贩子拐后，卖与薛蟠为妾。薛蟠外号"呆霸王"，性情暴戾，爱寻花问柳，只把香菱当做泄欲工具和使唤丫头。薛蟠的正室金桂见香菱花容月貌，就要置之死地而后快。她让薛蟠勾引自己的丫鬟宝蟾，故意叫香菱撞见。后来又自做纸人嫁祸香菱。薛蟠不问青红皂白，劈头盖脸打起来……总之，受尽凌辱，最后竟酿成"干血之症"，日渐消瘦，饮食懒进，"请医诊视、服药亦不效验"。

旧小说中婚姻不幸或终身未嫁的女人，最容易得的病就是"干血之症"，俗称"干血痨"，也就是现在医学说的"闭经"——本来正常的月经突然不来了，一停好几个月甚至几年。

终身未婚或者婚姻不幸的女性容易得"干血痨"，是因为她们始终处于性压抑中，欲望无法实现，正常的生命之火没有发散的地方，郁住了，就开始内耗，变得黑瘦、皮肤粗糙、脸色发暗。身体里有淤血的人最终都是这种样子。

女人身体的脂肪少到一定程度，如小于体重的10%，又会反过来影响月经，甚至导致丧失来月经的能力。所以，女人要有女人味儿，要适度丰满，至少保证月经的正常来潮。

女性到了青春期后，由下丘脑分泌激素，控制腺垂体，腺垂体再分泌激素，刺激卵巢，卵巢再分泌激素作用在子宫内膜，由此产生月经。下丘脑——腺垂体——卵巢——子宫，这四个环节必须保持畅通，才能使月经按时来。

引起闭经最常见的原因主要是情绪，而由于疾病、流产的后遗症引起的较少。精神刺激作用在大脑皮层的，大脑皮层紧接着就会影响到下丘脑，这个决定月经的内分泌轴——从最开始就不顺畅了，结果导致闭经。

闭经是功能性的，最初不是子宫内膜出问题，是不听指令暂时"消极怠工"了。而器官功能都是用进废退的，长时间不来月经，子宫就会萎缩，乃至彻底失去生育功能。

由情绪导致的闭经是功能性疾病，时间长了就会变成器质性疾病。一般来说，器质性的比功能性的难治，因为结构发生变化了。比如肿瘤，有个异物长在那儿，不是简单吃药能化掉的，那就是真的有病了。

发不出去的郁火使女人阴伤、消瘦、闭经，消瘦又反过来影响到月经，这就成了恶性循环。打破这个恶性循环，解郁很重要。朱丹溪除了发明"相火"理论，对心理治疗也很在行。他创制了一个至今仍在用的药物，叫"越鞠丸"，就是为那些郁闷不舒的女人定制的。现在药店里卖的是它的变方，叫"越鞠保和丸"。朱丹溪知道"一有佛郁，诸病生焉"。就是说，只要是郁闷就要化火，就要生病，"郁——→火——→病"这个式子是成立的。

在"越鞠丸"方子下面，朱丹溪记载了治疗过的4个病例，她们的病全和感情有关系。其中一个是"许婚后夫经商二年不归"，"因而不食，困卧如痴，无他病，多向床里坐……"这个描述极具画面感，一副自闭的怨妇形象。怨妇所愿未遂，郁闷化火了，朱丹溪的诊断是"过思则脾气结而不食”。怎么把脾气的结打开呢？朱丹溪决定“以怒气冲之”。

中医将喜、怒、思、忧、恐五种情绪叫做五志，分属心、肝、脾、肺、肾五脏。怒是属于肝的；思，也就是郁闷，是属于脾的。肝能克制脾，生气的时候，肝的木气骤然生发，一下子就冲开了郁结的脾气。

朱丹溪亲自出马，恶语相加，那怨妇被气哭了。朱丹溪让她哭了两个时辰，才让其父母去安慰她，然后吃了一副药就有了胃口。

这种情绪治病法我们现在也用，让人尽情宣泄，给郁闷一个出口，在恶语中不乏怒其不争的责备，指点新的希望，郁闷的心绪因此可解。当然，配吃越鞠保和丸或者加味逍遥丸效果会更好，心理、生理都兼顾到了。

像这种很容易抑郁憋闷上火的人，别人喝茶，她可以用玫瑰花泡水，现在茶馆里的花草茶就有这种，能帮助她疏散一下淤滞的气机。

4. 惊恐之火：突然丧子导致“肝肠寸断”

《素问》：“百病生于气也，怒则气上，喜则气缓，悲则气消，恐则气下，惊则气乱，思则气结。”

很多疾病都生于情绪不舒。恼怒时气要冲上，过喜时气会消缓，悲哀时气会耗散，惊恐时气会纷乱，思虑时气会郁结。

我有个朋友肝脏上有问题，医生怀疑是肝癌，而最后的诊断要等第二天的CT检查。这种“缓期执行”式的等待让他的家人备受煎熬，那一夜全家都失眠了……第二天，他们等在检查室外战战兢兢听候命运安排，一分钟就像一年。没想到，结果居然没发现癌症问题，是慢性的肝纤维化。大家喜出望外，这才松了一口气。这时他的爱人和妹妹都发现自己的嘴唇长了疱疹，以为是住的地方有什么病毒把大家都传染了。医生听了情况，一句话就让众人释然：精神紧张诱发了单纯疱疹。实际就是被惊恐和担忧吓出来的“火”。

1976 年唐山地震时北京受影响，大家深夜躲在外边。我家附近有几个十来岁的孩子，已经懂事了，吓坏了。家长怕他们着凉，让他们披着衣被。那几个孩子像被传染了一样，第二天开始发烧，单纯地发烧，不咳嗽，嗓子也不疼。地震使交通中断，医院关门，家长没处带他们看病，很是担心。谁知第二天，随着人们的惊慌逐渐安定，几个孩子的烧也先后退了……事后回想，反应过来，他们的发烧是被惊吓出的火，就是现代医学所说的身体对突然的外来刺激产生的应激状态，随着心绪的平息应激状态会消失，烧也就慢慢退了。

《世说新语》里记录了一个故事，是成语“肝肠寸断”的由来：“桓公入蜀，至三峡中，部伍中有得猿子者。其母沿岸哀号，行百余里不去，遂跳上船，至便即绝。破视其腹中，肠皆寸寸断……”是说桓温带兵入四川，途经三峡时，有个部下抓住一只小猴子，想带到路上玩。母猴思儿心切，跟着船的方向沿路哀号，一直跑了百余里路还不肯离去。后来它索性跳到了船上，被撞死了。有个士兵破开母猴的肚子一看，里面的肠子都断成了一寸一寸的小节……这里不排除有文学色彩的加工，但突如其来的情感刺激确实可以引起消化道的应激性溃疡，现在临床并不少见，这种“寸断”的肠子就是消化道溃疡的极端状况。

中医认为人有七种情志，即喜、怒、忧、思、悲、恐、惊，都是异常的情绪表现，都可能因为不畅而化火。与饮食、穿衣不当造成的上火相比，突变的情绪引起的上火，即想出来的上火，占现代人上火原因的更大比例。

惊恐引起的火，可以用朱砂安神丸做基础，因为里面有重镇的药物朱砂，可以把因为惊吓而浮越的心神按下去。

如果发现这个受惊之后的人舌头很红，特别是舌尖部分，那就是心火旺了，情况严重的，比如有心烦、坐立不安、失眠，可以吃牛黄清心。

如果受惊后没这么严重，可以用莲子心每次放10枚左右，微苦，是入心经、去心火的便方。

除了清心的中成药、莲子心泡茶，按摩心包经的劳宫穴（握拳时，中指尖下正对的掌心部位）、心经的少府穴（握拳是，小指正对的掌心位置），心包经的大陵、心经的神门也可以泄心火。

作出来的火

过去的口号是提倡“人老心不老”，那是为了鼓励人们积极生活。现在有环境雌激素乃至其他生理的、心理的诱惑存在，这个口号要改改了，不值得提倡，至少要改成“人有多老，心有多老”——身心这样匹配着，才能避免上火。

1. 雌激素多了

雌激素可以透过皮肤被人体吸收。往好了说，含有雌激素的化妆品可以透过皮肤被吸收入体内，使人皮肤细嫩，状态年轻；往坏了说，雌激素也会导致各种妇科癌症。

妇科医生为何不用美容院的化妆品

日本人曾用蜂王浆给更年期的女性做治疗，涂在大腿内侧，结果发现她们的更年期症状如红热、出汗等明显好转，皮肤变得细腻了。

北京第四制药厂原来专门是生产“北京蜂王浆”的，专门有人调配蜂王浆。后来发现，经常调配蜂王浆的人的手都非常细腻白嫩，即便是男性，年纪不小了，也是如此。这是蜂王浆中的雌激素作用。从幼虫期开始，蜂王就开始吃蜂王浆，寿命可达五六年之久，而工蜂则只能活 50 天左右。蜂王成年后天天产卵，每天产卵的总重甚至超出自身体重……这一切都是由蜂王浆中极丰富的营养保证的，合理服用蜂王浆可以增加人体抵抗力，很多癌症病人没有药物治疗，只是吃王浆，体质明显改善，寿命也延长了。

雌激素可以透过皮肤被人体吸收。往好了说，含有雌激素的化妆品可以透过皮肤被吸收入体内，使人皮肤细嫩，状态年轻；往坏了说，由雌激素也会导致各种妇科癌症。

雌激素对女性而言是一种生机，能使女人味浓郁、青春期明显延长。

但如果来得不是时候，过早或过晚，或过多，就成了女性消受不起的火。对女童来说，处于发育期，这种火会导致性成熟，类似把花催开的硫黄作用。儿童医院有“少女妇科”，原来二十几岁的女性才发生的问题，现在出现在十几岁的小姑娘身上了，她们一般会被诊断为“阴虚火旺”，要用凉药、去火药治疗，即用专门入肾经的黄柏、知母，按捺住提前到来的生机。

对中老年妇女来说，发育期已过，雌激素的生机被囿在身体当中，无用武之地，又排不出去，就出现中医说的“肝郁”状态，逐渐因为肝郁而生火，乳腺增生、乳腺癌、子宫内膜癌等就是雌激素导致上火的结果。这些疾病发病率的提高和“环境雌激素”的发现几乎是同步的。显然，能使女人青春常在的雌激素是个诱人而危险的东西。

在乳腺癌的治疗中，内分泌治疗很重要，要以此来控制病人的雌激素水平，才能保证不复发。医生们发现，凡是乳腺癌手术、放化疗之后，病人有明显“肝郁”的，复发的机会就比其他人要高。

北京大学第一医院妇科主任医师白文佩，专门治疗更年期内分泌失调，对合理使用雌激素很有研究。一些美容院老板知道她的名声，想方设法打听哪儿能弄到雌激素，是想偷偷添在化妆品里，带来使皮肤细腻、润泽、有弹性等显著效果，拉住顾客。了解内情的医生从来不买美容院的化妆品，因为难以判断那些迅速见效的化妆品是不是借助后患无穷的雌激素在起作用。

让男人变性、女人生癌的环境雌激素

北京儿童医院在十几年前率先成立“少女妇科”门诊，应对性早熟的女孩子。人们之前把少女早熟归结为吃得太好。但很快问题就提出来了：同样的饮食条件下，为什么女孩早熟的多，男孩早熟的少？肯定有个能影响女孩的特有因素。人们同时还发现了另一个问题：现在的女性远比她们的母亲、奶奶在同样年龄时显得年轻，40 岁上下的人皮肤仍有弹性，显得水灵灵的。这自然也是雌激素的“功劳”。

雌激素除了维持女性的生殖功能，还对皮肤还有特殊的优待作用，可以保水，使皮肤中的水分不易失去。所以，只要女性雌激素没减少，皮肤就不会因为缺水而失去弹性，也就没有皱纹。

与此同时，男性也是阴柔之风盛行，不时有长得细皮嫩肉的玉面小生冒出来，成为众人拥趸的偶像。如曾经引领韩流风、以温文尔雅的形象迷倒大批师奶的韩国男星裴勇俊，后来变得女气十足，长发披肩，仪态娇媚，而且皮肤居然比女人的还要好！

1992年，丹麦科学家发表了《过去50年人类精液质量下降的证据》的论文，称过去半个世纪中男性精子数减少了一半。

这个雌性化趋势不只人类，在动物身上发现得更早。1980年美国人将大量杀虫剂倒入佛罗里达州的一个湖中，5年后发现，存活的雄鳄阴茎长度只有正常的3/4，其体内睾丸酮含量显著下降。

所有这些引出了一个概念——“环境雌激素”。

环境雌激素是指身体以外的有雌激素作用的物质，比如杀虫剂、洗涤剂的降解产物，以及避孕药和更年期激素替代疗法时使用的雌激素，流失到环境中就成了环境雌激素，这是继臭氧层破坏、温室效应之后的又一个全球性的环境问题，它使人类面临着集体变性或者说“雄风日下”的危机。

存在于我们周围的环境雌激素，“润物细无声”，悄悄通过人体的皮肤被吸收进去，这种大环境就使得现在女性比她们的前辈显得年轻，不光是身体年轻，而且心也年轻。

对城市人群抑郁状态的调查发现：55岁以上女性抑郁状态的占17.4%，而男性只有9.6%。

55岁的女性差不多是刚过更年期，按正常情况，她们体内雌激素已降到很低，但因为有环境雌激素的渗入，她们容易“人老心不老”，又因退出了社会主流，活力无从发泄，自然就郁出了火。

过去的口号是提倡“人老心不老”，那是为了鼓励人们积极生活。现在有环境雌激素乃至其他生理的、心理的诱惑存在，这个口号要改改了，不值得提倡，至少要改成“人有多老，心有多老”——身心这样匹配着，才能避免上火。

2. 穿得厚了："童子不衣裘帛"

元·朱丹溪《格致余论》："童子不衣裘帛，前哲格言具在人耳，裳下体之服，帛温软甚于布也。"

小孩子不要穿皮毛和丝棉质地的衣服，因为它们比一般棉布的保温效果要好，穿了会生热。

孩子，特别是小男孩，很容易上火，一般早上起床时眼睛被眼屎糊住了，要用温水敷才能软化下来，老年人一看就知道晚上被子太厚，盖多了，上火了，而且一般是肺火，因为中医说的肺和皮肤有直接关系，所谓"肺开窍于皮毛"，皮毛散热不畅，火就郁在了肺里，所以这种眼屎多的孩子适合喝点冰糖梨水，别等肺火大了肇事。

"童子不衣裘帛"中的裘、帛就是皮的或丝棉物，这两种材料保温效果好，易使孩子身体燥热上火，耗损阴气。外国孩子喜欢光脚，这在中国很难被接受。有个中国女孩嫁了外国人，生了孩子后带回中国养，外国女婿每天都要为给孩子光脚的问题和丈母娘争执。丈母娘肯定是主张穿袜子的，她生孩子的那个时代，捂得严严地坐月子是铁律——也可以理解，那时候人们吃得差，肉吃得少，体内没火力，分娩时失血使铁流失了，火力更显得不足，不捂就要着凉。越是不发达地区，坐月子的习俗越严格。山西有个地方，产妇坐月子要喝一个月的小米粥，虚得连耳朵眼都要用棉花塞上。这个"中外合资"的孩子在他外国父亲的坚持下一直光脚长大，也始终没有外婆所担心的那样生病，无形中执行了一次"童子不衣裘帛"的医嘱。

对于成人的穿衣养生，其实也讲究一个"冻"字，有时间性，是"春捂秋冻"。从立秋开始，人的气血从外面向里收了，一过立冬，气血都储存到里面去了，这时候要求冻，是为了促进毛孔受凉后的关闭、紧缩。最好在冬天时把大门关得严实点，保温，也保护阳气。如果这个时候穿多了，皮肤为了散热而大开，就给随之而来的寒冷留下了可乘之虚。所以，冬天室内的温度也不能过高。

• 小贴士 •

冰糖梨水制作方法：用梨切块，和冰糖一起放锅里煮 10 分钟，或者只将梨块煮 10 分钟，出锅后加蜂蜜，都有清肺火的功能，特别是孩子因为肺热大便不通的时候，这个梨水有很好的通便作用。

3. 月经停了：切子宫切出一身火

《素问》："女子……七七任脉虚，太冲脉衰少，天癸竭，地道不通，故形坏而无子也。"

女子到了 49 岁，太冲脉衰了，肾水枯竭，月经停止，不能再生育了。

北京中医药大学东方医院胡凯文教授有个病人，曾经怀疑是宫颈的癌前病变，为了去除隐患，西医很积极地把她的子宫切掉了。结果病人因手术后身上长疙瘩、增生被吓坏了。仔细检查后发现，那些疙瘩其实不是癌症问题，只是需要调理。中医治疗也很简单，就是要把月经调整正常，给这些异物的化解以出路，活血化淤，相当于去火。但这个病人有些麻烦，她的子宫被切除了，无法调经，没有去火的条件了，疙瘩就成了很难解决的麻烦，那是有火排不出去的结果。

找个有经验的中医看病，中医最先要保证的就是月经的顺畅正常——用西医的话说，这是内分泌正常的重要环节。

下丘脑、腺垂体、卵巢、子宫四个环节决定女性的月经正常与否，缺一不可。如果把子宫切除了，月经就停止了，上面的整条通路就不顺畅了，内分泌失调的问题就会显现。

中医讲“女子七七任脉虚”，一般49岁之后的月经停止才是正常现象，49岁之前，只要还在生育期（也就是在还有月经时），切除子宫是要非常慎重的。保持月经不是为了再生育，也不是为了保证激素分泌。子宫不像卵巢负责分泌雌激素，子宫只是孕育生命的宫殿，从西医来讲切除子宫没什么可以明确的恶果，因为西医只重视结构，不像中医这么重视功能。用结构不能解释的上火问题，是功能缺失的结果。为保证女性的身体之火有宣泄的途径，“天生我材必有用”这句名言，其健康价值大于社会价值。

你可以发现，痤疮的发生一般都在月经到来之前，比如这个月要考试或遇到年终总结、家人生病等问题，一紧张，有人月经就要拖后了，痤疮就憋得很大，非等到月经来痛快了，痤疮才下去。西医认为这是激素的水平变化引起的，当激素之间的比例和谐了，痤疮就消下去了，火也出去了。激素，特别是雌激素，就是女人的生命之火。

现在乳癌增加，也和母亲产后不喂母乳有关。乳汁分泌是分娩后必然的环节，让气血丰沛的母亲有个能量出路。本来那份能量就是给孩子的，如果不喂，等于把多余的东西留在了母亲体内，一个人的火力却要消耗本来属于两个人的营养，消化不了，就会淤积在体内，日后是祸根。所以，没有喂过奶的人和没生育过的人乳癌发病率最高。

第三章　心　火

“心”是中医特殊看重的概念，它的地位高于“脑”，是主管情感、意识的，所以有“心神”之称，属“君主之官”，只有君主才能住在宫殿里……古代医家怀敬畏之情给能清“心火”的药物起名时，就用“宫”字代表了“心”。药中所见“安宫”、“清宫”等等，都与“清心火”同意。

“心神”要潜藏在心血里，为的是以“心血”之阴，敛“心神”之阳，不使它变成“心火”，浮越出去。

当人被杂念、心事招惹得心血内耗时，心神的落脚地就会逐渐缩小，乃至流离失所，心火就会四处肇事——向上可以扰乱清空，引发意识昏聩，心烦失眠；向下可以下注小肠，引发尿赤便血……但无论轻重，只要看到舌尖被火灼烧得发红甚至有了碎纹，都是非去心火不能解决的。

心火一动，一般是急症，不急救就有生命问题，幸好有中医去心火的“急救三宝”，其中安宫牛黄丸最为著名，至今仍旧可以把那些西医也束手无策的昏迷人唤醒。我亲临的两个病例，让我对这个经典老药，深信不疑……

心火上炎

《灵枢》:“心者，五脏六腑之大主，精神之所舍也。”

心是五脏六腑的主，人的精神就藏在心里。

1. 一颗安宫牛黄丸就让他醒过来了

一个是出血，一个是血栓，但从中医角度看，都是心火惹的祸，治疗这种极度炽盛的心火，要尽快彻底清火，最适合的药物就是安宫牛黄丸，几百年了，一直有奇效。

我公公生前是个胸外科医生，每天都要给病人做手术。他年轻时身体很好，四十几岁的时候还可以骑车从张家口到北京。只是一直口重，喜欢吃咸的，所以血压很早就高了。因为当医生久了，他对自身的疾病熟视无睹，从来不重视，降压药始终没坚持吃。

那天他给一个肺癌病人做手术，手术快做完时，他突然身体一歪，倒在手术台上，旁边的助手赶快接过去把手术做完，其他人就把他抬到了床上，一做 CT，发现是脑出血！他的同事马上给他准备手术，做了开颅，从脑子里取出了 80 毫升血。因为手术及时，我公公的命保住了，但就是醒不过来，一直昏迷着。

我接到电话后第一个反应就是快吃安宫牛黄丸，那是很多北京人家里存的“救命药”。老人都有经验，发烧、抽风、昏迷时赶紧给病人嘴里塞一丸这药，性命没准就保住了。安宫牛黄丸是中医的“急救三宝”之一。

我马上从同仁堂买了四丸安宫牛黄丸，那是十几年前，一丸就已经是 360 元了，很贵。当天晚上把药送到医院，因为我公公仍旧没有意识，只能通过插在鼻子里的管子喂，术语叫“鼻饲”。

第二天清晨，一直昏迷的公公睁开眼睛了，有了意识，认识身边的人了，把管他的医生都惊住了。西医不了解中医，不知道有这种能起死回生的“看家宝”。我公公吃了四丸，意识彻底恢复正常了。

他的脑出血量很大，位置也很危险，居然被救活，后来又健康地生活了十几年，其中安宫牛黄丸功不可没。公公是西医科班出身，用手术刀干了一辈子活，之前他一直不信中医，自从见识了这个救了他命的安宫牛黄丸，他对中医也开始敬畏了。

无独有偶，就在我写本书时，我父亲之前已发过一次的脑栓塞又发作了。那是个星期天的早上，他照习惯从冰箱里拿牛奶去热。我发现他拉错了抽屉，居然在冷冻室里找牛奶。再一细看，发现他的嘴角已经歪了，在流口水。我知道不妙，赶紧往医院送。在路上，他的意识就开始糊涂，四肢活动也不利索了。

我选了北京中医药大学东直门中医院，因为我想到了救过我公公一命的安宫牛黄丸！医生一看我父亲的舌头，发现红得厉害，舌苔是黄腻的，是安宫牛黄丸的适应证。当天就吃下去第一丸，同时还给了安宫牛黄丸的静脉剂型，叫“醒脑静”。到下午，父亲的神志开始清醒。之后一个星期里共吃了八丸安宫牛黄丸，虽然没有我公公吃的那个价钱高，但效果仍很明显。后来，从核磁共振中发现了他的左脑大面积栓塞，因为药物得当、及时，最初涣散的眼神、痴呆的表情和思维混乱状况很快就好转了。

父亲的情况和公公类似，都是上火导致的，且上的都是心火，中医诊断都是“心火上炎，扰乱清空”造成的。公公是个急性子，常年做手术，神经高度紧张，高血压诱发了脑出血。父亲的血压则一直很低，脾气也不急，但之前有个东西找不到了，他始终放心不下，日久导致了气郁化火。

一个是出血，一个是血栓，但从中医角度看，都是心火惹的祸，治疗这种极度炽盛的心火，要尽快彻底清火，最适合的药物就是安宫牛黄丸，几百年了，一直有奇效。我的一个同学在美国行医，遇到一个脑部受伤的男孩，已经昏迷一个月了。她当时手里只剩下从国内带去的十丸安宫牛黄丸，就都拿出来让那孩子吃了，一个星期后孩子睁开了眼睛……从此，她就成了那个城市的名医。其实，昏迷那么长时间，已经过了安宫牛黄丸的最佳治疗时间，之所以还能出现奇迹，一个是孩子比老人的火力壮，那时还有需要清的心火，另一个原因是外国人对中医药、针灸都十分敏感。中医有用六味地黄丸治好欧洲人脱发的病例，在中国则根本不可能期待这种疗效，那是因为外国人的经络没被中医的这种治疗方式打搅过，所以一出手就起效。

2. 家中该备的中医“急救三宝”

中医的“急救三宝”，分别是安宫牛黄丸、紫雪丹和至宝丹，都是大寒大凉的去火老药。

安宫牛黄丸清代就有了。中医认为心是人身的君主，要住在皇宫里，药物安抚的这个“宫”就是“心的宫殿”。还有个药物叫牛黄清宫丸，清热和救急的功能都不及安宫牛黄丸，一般用在发烧、烦躁、头痛、眩晕、惊悸不安时（包括孩子因高热抽风）。

安宫牛黄丸里有牛黄、犀角、麝香、黄连、黄芩、生栀子、朱砂、珍珠、冰片、雄黄、郁金等。现在用人工牛黄代替了牛黄，犀角也改用水牛角浓缩粉代替。

“非典”时期很多病人高烧昏迷，安宫牛黄丸的现代制剂“清开灵”救了很多人的命。安宫牛黄丸与现在临床上用得更普遍的“醒脑静”和“清开灵”同一出身，但比后者更安全有效。

紫雪丹在“三宝”中历史最悠久，因为外观如霜雪紫色而得名，且药性大寒，所以也是冷若霜雪的。其中有大寒的石膏、寒水石、滑石、犀角、羚羊角、麝香及朱砂等。如今市面上较多的，是该药的另一种剂型，叫“紫雪散”。

至宝丹的古方不仅有麝香、犀角、琥珀等昂贵药材，还需要用金银箔，这是为了加强药方中琥珀、朱砂的镇惊安神之效。如今至宝丹中的犀角也已改成了水牛角浓缩粉，市面上常见的是“局方至宝散”。

“急救三宝”过去主要治疗感染性和传染性疾病，一般都有发烧、昏迷出现，现在也广泛用在脑损伤、脑血管意外上，但必须有明显的热象，至少舌头要很红、舌苔要黄。三者药性不同，安宫牛黄丸最凉，其次是紫雪丹，最后是至宝丹。

安宫牛黄丸适用于高烧不退、神志昏迷不清的患者。紫雪丹适用于伴有惊厥、烦躁、手脚抽搐、常发出响声的患者。至宝丹对昏迷伴发热、神志不清但不声不响的患者更适用。综合这些特点，中医间口口相传就成了“乒乒乓乓紫雪丹，不声不响至宝丹，稀里糊涂牛黄丸”。

只要符合指标，不管是脑出血、脑血栓，还是因为煤气中毒、外伤导致的昏迷，都可以服用。越快保护脑细胞，后患越小，因为脑细胞是最高级的细胞，因为高级也就精贵，缺氧几分钟就会出现细胞死亡，能及时吃安宫牛黄丸，可抑制细胞死亡。

3. 心急如焚时可以借力牛黄清心丸

很多人家里常备着牛黄清心丸，觉得心里烦时就自己吃一丸。拿“心里烦”做吃这药的指标还是比较靠谱的，因为这是入心经的药，心烦是心经有火的症状。

我在急诊室工作时有一次值班，临近傍晚，突然来了个男病人，穿得很体面，长得斯文儒雅的，是被他的同事送来的，原因是他突然说起了很多莫名其妙的话，思维混乱——在那之前他一切正常，是很聪明的一个人。

据他的同事回忆说，在事发前他只和别人一起吃了顿饭，回来就失常了。当时有人想到了那顿饭里是不是会有问题？是不是吃了什么东西中毒了？但一同吃饭的人并没有任何异常。

因为是在中医医院，除了问病情、病史，中医的切脉、看舌头都是常规，带我的老师让病人伸舌头，那舌头红得我现在都记得，应该是我看到的最红的舌头了，舌尖红且有芒刺，好像要裂口子似的。我的老师感叹说："这得多大的心火呀？！"

有了这个概念，再继续问就有了方向，才知道由于生意上的原因，他这几天心理压力很大，合同到期了不能履行，要和客户解释，他心力交瘁，心火旺盛，导致心神不宁了。

牛黄清心丸！赶紧吃牛黄清心丸！老师开了处方，家属从药房拿到了药，也是同仁堂出的，质量最好的一种，当时就吃下两丸，同时静脉点滴疏通血管的常规药物。到了晚上，他的神志就基本恢复了，开始问身边的人："我怎么会在这里？"好像刚从梦里醒过来一样，也说出了意识混乱的原因，就是因为生意急的！

这个病人当晚就出院了，临走时已经如正常人，牛黄清心丸成了他的急救药。后来我在门诊又遇到过他，他告诉我又到年底了，生意忙，为了保险，提前吃牛黄清心丸了。只要他觉得压力大得要崩溃的时候，就先吃一颗牛黄清心丸，这个去火药现在成了他的定心丸了。

很多人家里常备着牛黄清心丸，觉得心里烦时就自己吃一丸。拿"心里烦"做吃这药的指标还是比较靠谱的，因为这是入心经的药，心烦是心经有火的症状。因为入心经，所以不用担心吃这个药会像吃牛黄上清丸那样泻肚，它清泻的心火不是通过大肠排出的。并且里面有山药补着脾胃，即便原来有些脾胃虚弱，也没大碍。

除了心烦，如果出现轻微的意识障碍，突然间糊涂了，且血压突然很高，也可以吃，同时送医院检查仔细，不能只用牛黄清心丸就一了百了，用它只是减缓病情，进一步治疗争取时间。

说到血压高，还有一种牛黄降压丸，比牛黄清心丸更有针对性，主治“心火旺”加“肝阳亢”的高血压，人要比较壮实，有头晕目眩、舌头红等症状，而腰腿酸软不很明显，也没有腿脚发冷的感觉，是实性的。如果是虚性的高血压，则吃了也不会降。

心火下注

《诸病源候论》："心主于血，与小肠合，若心家有热，结于小肠，故小便血也。"

心主血，和小肠相表里。如果心里有热，就会影响到小肠，小便就会便血。

1. 孩子被气得尿了血

小便发红、舌尖生口疮、心里觉得烦，只要有这三个症状，就是典型的心火，情形严重的，甚至出现神志症状或者血压都升高了，可以吃牛黄清心丸。

我在实习的时候遇到过一个男孩子，突然尿血，被父亲送到急诊。那个父亲紧张极了，说儿子的小便是红色的，怕儿子的肾有问题。我一问才知道，那孩子用了一天时间在家门口空地上做了个小篱笆，正得意时父亲回来了，觉得挡路，二话没说就给毁了。孩子当时大哭一场，到了晚上就开始尿血。我给他开了化验单，没查出血细胞来，尿液确实是红的。带我实习的是个老中医，一看就说："孩子是着急得上了心火，火正从小便里排出去，所以尿是红的。"他开的就是"导赤散"。因为心的颜色是红的，赤就代表心，"导赤"就是疏导心火出去的意思。现在中成药也有卖这药的，可以治疗因着急上火引起的泌尿系统感染或口舌生疮。那孩子只吃了一剂，小便就不红了。

心火盛的人，一般都是因为一件事情着急引起的，觉得心里烦热、口渴，脸上发红发热的，总想喝冷饮，小便发黄发红，尿起来有痛涩的感觉。其舌头会生疮，且一般长在舌尖上——舌尖属于心，舌的两边属于脾胃。

小便发红、舌尖生口疮、心里觉得烦，只要有这三个症状，就是典型的心火，情形严重的，甚至出现神志症状或者血压都升高了，可以吃牛黄清心丸。导赤丸的清心、去火作用不及牛黄清心丸，导赤丸适合稍微有些尿路感染症状的心火盛、小便黄，尿的时候有痛涩感觉的更适合。

人们总觉得，上火了，吃去火药就要泻肚，只有泻肚才能管用。其实，那是针对胃肠实火，胃肠实火长的口疮一般在舌头边（或是牙龈肿痛），不会发生在舌尖，舌尖口疮或有舌尖破碎就肯定是心火，这个时候，就不能泻肚，而是要利尿了。

在中医里，心和小肠是相表里、相对应的，心中有火时，会“移热于小肠”，比如小便发红甚至尿血。而治疗心里的火，也必须通过利小便才能达到。中医所说的大肠和西医的大肠类似，但中医的小肠却代表了泌尿系统的功能。

导赤散里的竹叶、甘草、木通都能利尿。如果没严重到必须吃药的程度，可以用竹叶泡茶喝，竹叶是入心经的，可以清泻心火。

还有一种莲子心茶也可以用来去心火。特别适于作为夏天的“看家茶”、“专属饮料”。因为夏天是中医里“心”的季节，在炎热的夏天，心火更容易炽盛，人们最容易心烦，起急，所以到了夏天，每天可以用十几枚莲子心来泡水喝，专门去心火。

莲子心和莲子肉的作用可是相差悬殊。莲子肉是补的，补脾胃，脾胃虚的人应该养成每次煮粥放十几枚莲子的习惯，能缓慢而持久地改变脾虚状况。莲子心却是泻的，不能常吃，要见好就收。

老中医开莲子肉时都要嘱咐一句：“一定把莲子心抠出去，不能和莲子一起吃，否则时间长了，人会觉得心里发空。”因为火去大了，心气是可以被去虚了的。

• 莲子心茶做法 •

10 枚左右的莲子心，和绿茶一起冲泡，或者白菊花，有明显热象加黄菊花 4 ~ 5 朵（苦寒）。

禁忌：脾虚容易泻肚，消化不好。

2. 复发的泌尿系感染，不能去火

《本草汇言》："久病无火，并阳衰血证。"

疾病时间久了一般都没有火了，可以见到阳气虚衰导致的血证。

要清楚，并不是所有泌尿系统感染都能用导赤散治愈。着急上火，初次发作泌尿系感染时可以使用，到后来成了慢性的反复发作，就不适应了，即便用了效果也不明显。

对于慢性泌尿系统感染的人，不仅这种中药去火无效，包括性质偏寒的抗生素也效果不明显了。比如最常用"沙星类"抗生素，治疗泌尿系统感染的耐药性高达60%以上，这是北京大学第一医院专门治疗泌尿系感染的侯芳医生给出的数据，抗生素就类似中药里寒凉药物的药性。

侯医生收治的都是反复发作的"泌感"老病人，以女性为多，一般都在劳累之后，如熬夜加班或者春节前准备年货，累着了，就犯病了。有个最严重的病人，每给家里拖一次地就会发作一次，已经虚到极致了。这个时候的泌尿系统感染，补虚还来不及呢！哪还有火可去？自然用抗生素也会无效。

严重的泌尿感染，无奈时只能求助于作用最强的"泰能"，即便如此，细菌的耐药性会超过抗生素的研制速度，所以最好的办法不是提高抗生素的疗效，而是提高肌体的抗感染能力，避免感染，也就无须吃药了。

这说明，反复感染的身体是需要补的，针对病人的不同体质，脾虚的吃补中益气丸，肾虚的吃六味地黄丸，阳虚的吃肾气丸，但目标是一致的，就是把体质吃强壮了，免得被细菌击中。

心神浮越

《难经》:“人之安睡，神归心，魂归肝，魄归肺，意归脾，志藏肾，五脏各安其位而寝。”

人之所以能安睡，是因为神归于心了，魄归于肺了，意归于脾了，志归于肾了，五种情志各归于五脏，人才能安眠。

1. 眼神含水的人，多数易失眠

人的神经有主管亢奋的，有主管抑制的，得互相配合。睡觉的时候就是主管抑制的神经起作用，如果它的功能不行了，人就兴奋，睡不着觉。

小时候看连环画，我最喜欢里面的梅花鹿，因为它的眼睛很漂亮，大大的，充满灵气，但又紧张、敏感，好像是含了水。后来，大学毕业后到临床工作，跟着老师的第一次门诊就遇到这样一个病人：是个小伙子，很瘦很精神，眼睛很漂亮，特别有神，很像我小时候看的梅花鹿的眼睛。老师当时一边摸脉一边问："睡不好觉吧？"小伙子马上说："我就是来看失眠的。"他很配合，很认真地给我们这些实习医生做"道具"。我发现，他面色和嘴唇很红，不像男人，很艳丽。老师说："小伙子，你什么时候眼睛不这么漂亮了，你就睡着觉了。"弄得他特不好意思。他如果去看西医，估计要诊断为神经衰弱了。

人的神经有主管亢奋的，有主管抑制的，得互相配合。睡觉的时候就是主管抑制的神经起作用，如果它的功能不行了，人就兴奋，睡不着觉。如果总是亢奋着，人就要被消耗，就要被火所伤，就会衰弱，神经递质就会有被耗竭的可能。神经递质是传播神经信号的，比如上一级神经递质被耗竭了，就不能传递神经冲动了，包括让人睡觉的信号，人就要失眠。火是阴虚导致的，而阴虚又是火烧掉津液的结果，所以是个恶性循环。

中医里说的“阴”是有形的，比如血、津液等都是。人的“神”就寄居在有形的“阴”里面，比如心神，就住在“心水”、“肾阴”里，因为心肾是相交的，分别把守、贯通人体的上下。和睡眠、神志有关的“心神”，就在这个小环境中寄居着，行使职能。

阴虚的人，心阴、肾阴都不足，等于给心神提供的居住场所在减小，严重时，心神可能流离失所，四处溜达——这时中医就叫它“心神浮越”——人就开始失眠，或者睡着了老做梦。白天，这种人的眼睛会异常漂亮，突出、有神，其实那不正常，是心神外露、居无定所的表现。精神分裂的人，眼神都直勾勾的，和正常人不一样，也是一种极度的心神外露。通过补心阴，就是给“无处落脚”的心神建造一个足够大的居所，让它有所归依，人才能安眠。

当时老师给那个小伙子用朱砂安神丸做基础来变通的，嘱咐他汤药煎好后用热汤药冲一个生鸡蛋黄一起吃，什么时候舌头、嘴唇不那么红了，鸡蛋黄就可以不吃了。

鸡蛋黄在中医里有补阴去火的作用。这种用法来自《温病条辨》里的名方“黄连阿胶汤”，就是用黄连、阿胶、黄芩、白芍煎汤冲一个生的鸡蛋黄，专门治疗心火过盛造成的心烦失眠。因为小伙子胃口不好，老师就用鸡蛋黄替代了阿胶——阿胶的补阴作用更强，但性质太腻，容易影响胃口。

除了药物治疗，失眠人的生活方式也很重要，最关键的一条就是不要在床上滞留时间过长。有些人看书、用电脑、看电视都在床上，到真正想睡时就睡不着了。正确的做法是上床就睡觉，到了这个环境就让自己入睡，培养出一种神经反射。如果翻来覆去半个小时以上还睡不着，应该起来再做一些别的活动，等到有困意时再上床。

这里特别要提一句，我的老师并不仅仅靠摸脉就判断出这个眼睛漂亮的小伙子是失眠的。望诊，也就是看他的神气、气色，在诊断上起了很大作用。现代人看中医特别喜欢一上来就让医生把脉，往往是捋着胳膊走进诊室就说：“大夫，您摸摸我有什么病？”以前我当医生时不大喜欢这样的病人，总觉得再往后他就该让我算命了。

中医里有“舍脉从证”的说法，就是当脉象和症状冲突时，要服从症状，依靠症状来诊断。但从没有过“舍舌从证”的，说明舌头和舌苔可以直接反映疾病本质。而脉象与医生的主观感觉有很大关系，未必能反映身体的全貌。

我之所以这么说，是想让大家明白：靠单纯摸脉就诊断出疾病的，往往是故弄玄虚，不是正规中医。要知道，现代化的仪器设备使人的很多本能废退了，其中就包括摸脉时的触觉。古人兴许可以单凭摸脉就能定确诊，我们身边的医生已经少有如此本事了。

2. 性感的唇色是病态

清·喻嘉言《医门法律》：“色者神之旗也，神望则色望，神衰则色衰，神藏则色藏，神露则色露。”

人的气色是人的神气之旗帜，神气足则气色好，神气衰则气色衰，神气内藏则气色内藏，神气外露则气色外露。

中医看人的气色、眼神和现在的审美很一致，讲究哑光的，含蓄的才是美的、健康的。小伙子特别外露的眼神、特别鲜艳的嘴唇颜色，都是阴虚的表现，是精气外泄，美得不正常。

中医将人的皮肤可以出现的颜色分为青、黄、赤、白、黑五色。青色是肝的颜色，黄色是脾的颜色，红色是心的颜色，白色是肺的颜色，黑色是肾的颜色。这五种颜色如果出现异常，就说明这五个脏腑的功能出问题了。健康的颜色要正，要含蓄，不能露。

中医经典《素问》把不正常的颜色都形容了一遍：

红色："赤欲如白裹朱，不欲如赭。"发红的面色应该是含在里面的，隐隐透出，好像白的绸缎裹着朱砂，不是直接、扎眼的红。

这种红不仅是脸色，也包括唇色。通红的、涨红得发紫的脸色可能是高血压；暗红的，且局限在颧骨的红，可能是心脏有问题，如风湿性心脏病的"二尖瓣狭窄"，医生叫"二尖瓣面容"。如果是嘴唇，红得像樱桃色，人又昏迷，就要想到会不会是煤气中毒——那是二氧化碳中毒的典型表现。

最常见的红，就是前面说的那个小伙子，红得娇嫩、鲜艳，一般都是阴虚，是肾阴虚影响到心阴了。肝硬化病人到晚期时，嘴唇、舌头都会出现那样的红，那是阴虚到了极点，肝肾阴都虚了，病情很危险。

白色："白欲如鹅羽，不欲如盐。"白色主要指皮肤，要白得有生机，像羽毛一样的白，带着一点油脂滋润的感觉；不能死白死白的，如盐的白就是死白，有贫血的可能。

人感冒，呼吸系统受感染，咳嗽得喘不过气来，属于肺气被闭，此时病人的脸往往是白而胖肿的，中医叫"㿠白"，白而且虚浮。这就需要宣肺，等把闭郁的肺气散开，脸色也逐渐恢复正常了。

黄色："黄欲如罗裹雄黄，不欲如黄土。"黄色是中国人肤色中最常见的，但这个黄要有光泽。罗是一种丝绸，让雄黄的颜色从丝绸里透出来，黄得就很生动，才是健康的黄。

黄土的黄是刻板的，带着死亡的灰暗，那种脸色的人一看就知道有问题，比如肝硬化导致的慢性黄疸，在中医辨证是肝木克脾，脾气虚弱。

黑色："黑欲如重漆色，不欲如地苍。"人的皮肤黑其实很正常，日晒可能更黑，但那种黑亮，可以油黑油黑的，但不能发乌，好像洗不净似的。有种病叫"阿迪森综合症"，即"肾上腺皮质功能减退"。这种病的症状之一就是皮肤和黏膜的色素沉着。这种病可以因为出现肾上腺危象而危及生命。

美国前总统肯尼迪，当年给人的感觉是精力旺盛，总带着温文尔雅标准的微笑，头发是松松直直的那种，现在说就是"万人迷"。实际上在他执政后期已经有人观察到他的脸色发黑，就是棕黑色。其实他很少去晒太阳。后来发现他那时已经患上“阿迪森综合症”，后期一直服用大量的激素。有一次演讲，到最后大家鼓掌时，他已经撑不住了。如果有中医能望诊的话，应能够看出他当时肾虚的征象。伴随他的肾下腺皮质激素减退，整个身体的功能都在减退，他变得很虚弱。这种病的皮肤黑，就类似“地仓”，是肾的颜色。慢性病人如果突然出现了面色发黑，而且是没有光泽的黑，是病情危重、元气不足的信号。

3. 从病根治失眠

中医是没有安眠药的，中医治失眠是从病根上治起，一般的病根都和中医所说的“心”有关。

天王补心丹：

阴虚血少明显的失眠适用。因为心血被火消耗掉了，所以人不仅失眠，健忘，心里一阵阵发慌，且手脚心发热、舌头红、舌尖生疮，这个药补的作用更大一些。

朱砂安神丸：

这是李东垣的方子，同样是治失眠多梦，药里有去心火的黄连。这种失眠的人心里觉得很烦，甚至有点心神不宁、坐立不安的，还可能有精神抑郁，这个时候吃朱砂安神丸就比天王补心丸合适，既能清热又能用朱砂这种矿物类药物重镇一下浮越的心神。

柏子养心丸：

既然是养心，补的成分就多一些，病人虚得也会明显，失眠健忘且有气虚的表现。这种人稍微运动就会感到心慌，有点响声就被吓一跳，常说的“一惊一乍”的，胆小，实际是心虚，所以药里用了黄芪补气。

人参归脾丸：

这个成药一看不像是治失眠的，和心无关，但对于脾虚导致的失眠非它不可。这种失眠是因为脾虚使气血生成不足，影响到心血也不足，最终使心神无处寄居，心神浮越。所以，除了失眠，还会有记忆力下降，而且总是有气无力、营养不良的样子。有气无力是气虚，营养不良是血虚。

安神补心丸（胶囊）：

凡是入睡困难或多梦易醒的失眠人，如果还伴有心悸、心烦、咽干口燥、盗汗、耳鸣、头晕，就适合吃这个药了。

牛黄清心丸：

这种失眠是心火烧的。除了失眠还有头昏沉、心烦、大便干、舌质红、热象比较突出的人可以选择。

加味逍遥丸：

治疗因为紧张、生气导致的失眠更合适，可以起到疏肝解郁、改善睡眠的作用。

越鞠保和丸：

对于失眠而梦多、早上醒来总感觉特别累、胃口不好、舌苔厚腻的人适用。治失眠有个民间经验，就是临睡时喝杯牛奶。但这个经验也要分人，如果是这种越鞠保和丸适应的失眠，就千万别再喝牛奶了，因为舌苔厚本身就说明有湿热、胃肠不干净。湿热、淤滞也可能是失眠的主因，再喝牛奶就是给夜间的胃肠增加负担，只能加重病因。

解郁安神颗粒：

适用于因情绪不畅导致的入睡困难，这种人多梦，而且睡得很轻，一点小声就容易醒，还可有心烦、健忘、胸闷等症状同在。

同仁安神丸：

失眠且心烦、舌尖红、多梦的可以选择服用。

活力苏口服液：

失眠的同时并伴腰酸腿软、耳鸣，要有明显的肾虚表现，才适合吃这个药。

七叶安神片：

有些老年人晚上会觉得胸闷，有冠心病的病人睡眠也受影响，用七叶安神片可以缓解，因为这药除了活血还能安神。如果还经常有胸痛、胸闷发作，可以加服血府逐淤口服液或胶囊。

第四章 肝 火

人们都知道高血压的人是“肝火旺”，不知道降高血压也要补着降，因为肝火会灼烧肝肾之阴而导致阴虚，吃补药来降压是为了“滋水涵木”，用肝肾之阴把亢盛的肝阳平下去，有以柔克刚的意思。

大家都知道，舒散肝火是小女人的专利，不知道原来的妇科专用药逍遥丸的理法已经被用到了维护男性尊严的问题上，因为更多的男性性功能障碍者的症结不是“肾虚”而是“肝郁”，远比补肾药便宜的舒肝药，能解决“根本”问题。

大家都知道减肥只有靠泻肚、去火，不知道其实那些“喝口凉水也长肉”的胖人病症的根本是肾阳虚，肾阳就是人体的火力。人在火力不足的幼年和火力开始衰弱的老年是最容易胖的，孩子是胖嘟嘟，老人是虚胖臃肿，原因是同一个：他们都没有足够的火力。

所以减肥最需要的不是泻药，不是去火药，而是需要补火药、助阳药！为的是振奋肾阳，增加火力，把多余的脂肪燃烧出去。

肝阳上亢

《内经》:“诸风吊眩皆属于肝，火之动也。”

所有像风一样来势迅速的眩晕都属于肝的问题，是肝火引起的。

1. 脾气大的血压高要“泻着降”

如果属于肝阳亢的高血压尚不严重，喝苦丁茶或者枸菊清肝茶都可以代替药物，这两种茶是春天的专属饮料，可以泻泄春天里特殊旺盛的“肝火”。

降大火吃药，清小火喝茶

高血压的病人中，属于肝火旺、肝阳上亢的最多见。肝火旺是高血压的重要起因，特别是北方人。他们往往人高马大，脾气急，脸红脖子粗的，容易口苦，两肋发胀，舌头两边红。他们吃盐多，口重，容易造成血管硬化。

人的血管硬化能从脉上摸出来，一般是很紧的弦脉，像琴弦一样，好像很有劲，特别是春天，更明显。春天是中医“肝”的季节，肝的各种特点在春天都会被放大。其实，真正有力气的脉，一开始摸上去并不那么生硬，而是很柔和；而这种绷得很紧的脉，大多是血管硬化而不是身体硬朗。

春天是万物复苏之季，人体的火力从冬天的潜藏变成了春天的升发，肝火借此时机更容易萌动，属于肝阳上亢的脑血管意外在三四月份也是高发的，所以，专门收治此类病人的神经内科在此时总是人满为患。脉像弦的人，脾气一般也特急，经常为点小事就面红耳赤，头脑发涨，眼睛会充血，很容易就急红眼了。

一般人在四五十岁时动脉开始硬化，每过一年血管都要狭窄一些，幅度在1%~2%。如果生气着急，可能在短短一分钟内动脉就能狭窄100%，比长年累月的慢性积累快得多！确实能出现“气死人”的悲剧，肯定都发生在肝火旺的人身上。

肝火旺的高血压，其早期没有到阴虚的程度，治起来相对容易，吃清肝火的药就行，泻肝火等于是在降血压。若选择中药，像龙胆泻肝丸、当归龙荟丸、脑立清、天麻勾腾饮之类的中成药，都适合因肝火引起的高血压,去火的本事都十分了得。当然,你的高血压如果不是火真的很盛，用这类药还是要特别谨慎的。

如果属于肝阳亢的高血压尚不严重，喝苦丁茶或者枸菊清肝茶都可以代替药物，这两种茶是春天的专属饮料，可以清泻春天里特殊旺盛的肝火。

需要注意的是，即便是有肝火，苦丁茶也不要太浓，因为苦丁茶性质苦寒，多喝或者久喝会伤胃气。枸菊清肝茶就比较平和了，只是枸杞和菊花两种，在一般超市就能买到。买菊花时要分清白菊花、黄菊花和野菊花。白菊花性质甘凉，可以经常喝。坐办公室的人如果不爱喝茶或喝茶怕睡不着可以改泡白菊花。黄菊花就不适合长期喝了，因为它的性质是苦的，去火的效果比白菊花强，所以最好是有火时再喝，“和平时期”还是白菊花好。至于野菊花，寒的性质就更明显了，不适宜长期当茶喝。如果你因为肝火太盛，眼睛发红（比如春天常见的结膜炎，俗称“红眼病”），或是眼睛长了“针眼”（即“麦粒肿”），可以把野菊花泡在杯里，用水的蒸汽熏眼睛，每次熏15分钟，通过黏膜吸收野菊花的清热功效。

• 不宜喝苦丁茶的两种情况 •

1. 得了风寒感冒，怕冷、无汗、鼻流清涕时，不宜喝苦丁茶，这时候适宜喝姜茶，用姜驱寒气，苦丁茶的苦寒会加重这种类型的感冒。

2. 总感到手脚不温、畏寒怕冷、平时不敢吃冷东西、大便很少成形的人，适合多吃羊肉、桂圆之类温热食物来纠正虚寒体质，如果喝苦丁茶，则会加重腹痛、腹泻的虚损症状。

动用你自身的降压穴

脾气大、血压高的人，可以让家人注意一下耳朵，生气时或感到血压突然升高时，耳后有一条静脉会很突出，那里是耳穴上和血压有关的部位，叫“降压沟”，它会随血压的突然升高而出现异常。这时可以自己用手轻揉，揉到它不那么怒张为止。如果可能，可以从医疗器械商店里买个“三棱针”——比我们用的缝衣服针的针头要粗，带三个棱——用它刺那个暴露的青筋，放几滴血，之后你会觉得头脑轻快一些，心情也会平静一点，血压会随之下降，可一定程度上避免血压突然升高导致脑出血。

来势迅速的眩晕头昏，也多是肝火造成，泻这种肝火，耳朵上还有个穴位，叫“耳尖”。把耳朵竖着折叠一下，最高点的地方就是，同样也可以用三棱针放血的方法去火。此法对同是因为肝火引起、在春天最容易出现的红眼病、针眼之类效果更好。

这种放血疗法一般要先揉揉准备放血的部位，让它充血，然后用酒精消毒，之后用三棱针刺一下，迅速挤出三四滴血就可以了。

脚上也有“消气穴”和“去火穴”，就是太冲穴，这是肝经上很重要的一个穴位。这个穴位在大脚趾和二脚趾之间的缝隙处，要捏骨寻经地去揉。手指甲要剪平，要能掐进去，指甲长就会掐破。掐进去之后你会觉得深层有问题，真正生了气的或者因为生气血压就要升高的人，那个穴位就会感觉很痛，甚至会摸到一个结节或疙瘩，这就是中医讲的“痛则不通”，说明经络不通了。

如果一个穴位按起来有异常感觉，就说明那个穴位所属的经络乃至经络连接的器官出问题了，按摩这个穴位就是对出问题器官的治疗，要按到那个结节逐渐消失，疼痛也不明显了，才达到治疗效果。

还有一个穴位叫阳陵泉，是胆经的一个重要穴位，在小腿腓骨小头的下面。中医的肝、胆与情绪关系密切。前一阵时兴敲胆经来保健，是有道理的。首先，胆经位于身体的最外侧，最容易受外界影响，而当下又是个生活压力很大的社会，能干扰到胆经的因素非常多，胆经也最容易出问题。

阳陵泉这个穴位一定要多刺激，像拨动琴弦一样，会有电麻感，直接传到脚底去，这时效果才最佳。如果你经常能拨动这个，因为生气，肝火旺导致的胆经郁结之气就会被散出来。

2. 腰腿发酸的高血压要“补着降”

《素问·六节脏象论》：“肝者，其充在筋。”

人体的筋是由肝精濡养的。

《素问·上古天真论》：“肝气衰，筋不能动。”

肝的气血衰败，筋就失去功能。

血压如果控制不好，病程较长，人的年纪也大，就可能不再是单纯的肝火旺了。因为过旺的肝火已经消耗到了肝肾之阴。这时候，头感觉不会像原来那么涨，但会有点晕，而且还有健忘、失眠，眼睛看东西也模糊，看时间长了还会干涩；更重要的是会觉得腰腿酸软，和高血压时好像脚底踩棉花不是一个感觉。

只要有腰腿酸软的情形出现，就不是简单的清肝火能解决的了，需要补阴，甚至是阴阳双补，总之都要通过补才能把血压补下去。

中医治高血压不只看血压有多高，更重要的还要看这个得高血压的人属于虚还是实。虚的人的血压可以比实的还高，治疗起来更复杂，需要“补着降”。

杞菊地黄丸是最常用来“补着降压”的成药，很多汤药会在它的基础上变化，根据症状加减。这一类病人会觉得眩晕、耳鸣、腰膝酸软，而他们没有怕冷的问题，舌头发红，舌苔也少。如果有这些症状，脾胃又不好，很容易腹泻，可以在服用杞菊地黄丸的基础上加点补脾胃的药配合着吃，比如二陈丸、香砂养胃丸、参苓白术丸之类。

适合用金匮肾气丸来“补着降”的高血压，病人除了会头晕目眩、心悸失眠，而且小便颜色淡，尿量大，特别是夜尿多，腰腿酸软且怕冷的感觉很明显，穿衣服有时候和正常人差一个季节，他们的舌头也会很淡，没什么血色，衰老倾向非常明显。

金匮肾气丸是补肾阳的药，性质温热，有的人吃时可能会上火、长点口疮或者大便干。如果仅仅这些，可以用其他药物佐助一下，比如吃点黄连清胃丸，或喝苦丁茶。因为这种火是临时性的，是吃了补肾阳药才引起的，并不是体质一下子就变壮了，所以“补着降压”的宗旨不要变，只用其他去火药稍微纠正一下就可以了。

很多女性一进更年期就先出现血压问题，而且随情绪变化而波动很大；除了头晕头痛，还有心烦易怒、两胁胀痛、舌质红，看着也和肝火旺的高血压很相似。但这种更年期前后的血压也是要“补着降”的，因为这个年龄的女性已经被火消耗了多数精力，一般不会是纯粹的肝火旺，也经不起纯粹清肝火的去火药。有个方子很简单，很对症，叫“二仙汤”，就是用补肾的仙茅、仙灵脾、巴戟天，配上补肝的当归，和去火的知母、黄柏，整个方子仍是以补为主。

中医医生自身也难免有高血压问题，但出现这个问题，他们首先不是吃药，而是先通过入静的方式，通过练功使火平息，把血压降下来。简而言之，入静就是把大脑皮层对下级神经的管理、干扰全部排除掉，使人从社会性的个体变成生物性的个体，发挥出生物性个体自身的调节能力，以及与自然之间的互相调节能力。中医始终强调的“天人合一”其实就是这个意思，只是人们不通过入静已经很难达到这个境界了。

说到眼睛干涩、头目不清晰，即便不是血压高的人也会出现，比如在办公室长期伏案，或看电脑的人，他们更容易阴虚。因为他们心不静，被欲望折磨，火大，杂念也多。

思想是双刃剑，能成人也能伤人。所以有人心太重了就不会感到幸福，就敏感，对小事也不放松，较劲，就上火了，上火后的直接问题就是伤阴，日久天长的就成了阴虚，从心病变成身病了，从功能问题变成器质问题了。

如果没有高血压，只觉得眼睛干涩、舌头红、心里起急、腰腿总感到酸软的，身体不是虚胖的那种，可以用枸杞泡水，每天喝茶时放十几粒，或者干脆就喝枸杞茶，时常吃点杞菊地黄丸也能比较平缓地补阴。

3. 腿酸与“肝肾阴虚”

《内经》：“热舍于肾，水不胜火，则骨枯而髓虚。”

肾经有热，水不能克制火，就要消耗精髓，使骨髓枯虚。

腰腿酸软的症状，在虚性高血压之外也很常见，中医一般都诊断是肝肾阴虚。这是因为火把肝肾里面的阴精烧干了，耗空了，由肝肾供给营养的骨头就虚了，站久了就会酸软。但是，并不是所有的腿酸都可以用“肝肾阴虚”一个词解释过去的，这是很多人误诊的开始。

中医的诊断是对人体生病之后的身体状态的诊断，即便你是癌症，中医诊断也可能是“气滞血淤”，和月经失调的诊断类似，听起来都不是大毛病。不管是癌症，还是内分泌失调，中医关注的是得病后人的改变，而不是疾病本身。所以，虽然古代没有现在的艾滋病，但古代的方子却能治，至少能让人“糊里糊涂地活下去”。这就是因为中医是看人，不是看病；是治人，不是治病。因此，诊断清楚是某种疾病并不是中医的强项，中医的强项是“看人下菜碟”，是量体裁衣。

西医有解剖学做基础，能迅速查明病因，也未必全能治好，但肯定能让人“明明白白地死”。所以，如果想发现引起人体异常的原因，要先通过西医查清楚，再由中医治疗。

上海中医药大学的何裕民教授对腿酸这个症状特别重视。他是治疗癌症的专家，接治过很多由慢性肝炎变成肝癌的病人，他发现了这些病人有个共同特点，就是在发现癌症之前总觉得很疲惫，主要是腿脚的筋很酸。这个症状不细心体会可能就滑过去了，但恰恰这个症状就可能是肝癌的前兆了！

中医的“肝”是藏血的，主管筋脉，筋的问题一般都和“肝”有关系。中医的“肝”涵括西医的肝，所以肝炎、肝硬化时肯定是相对血虚的，血虚就不能养筋了，筋就要酸，肢体就觉得没力气。而且肝的问题越严重，这个症状越明显，到了癌症阶段，肯定是身体消耗到了极限，所以病人会异乎寻常地觉得筋骨酸。

不像其他慢性病似的提倡散步慢走，西医治疗肝炎、肝硬化病人时要求病人尽量平卧，而且最好把脚垫高，为的是让下肢的血液多一些回到肝里，对肝脏本身进行一次营养的自我灌注，相当于每天自己输血一次，养一次肝，因为平卧时回流到肝脏里的血能增加30%！可见，无论是西医还是中医，都发现四肢筋骨和肝的关系是密切相关的。

所以，何教授再三提示，如果过去就有乙肝病毒阳性或肝功能已经不好的人要特别小心，肝硬化乃至肝癌的转变是一个无声的过程，很难从症状上感觉得到；如果工作很累，精神压力很大，很可能从肝炎跳过肝纤维化、肝硬化的阶段直接变成肝癌了。

何教授治疗过的一个病人，是个银行高管，牵头一个项目。他肝功能之前就有问题，是乙肝病毒携带者。项目进行到一半时他就觉得特别累，脚上的筋非常酸，等到项目完成终于有时间去仔细检查，才发现在一年的时间里转为肝癌了！

4. 地黄丸系列：治虚火，修复体质

王纶《明医杂著》："补阴之药，自少至老，不可缺也。"

补阴的药要常吃，从年少到年老，不可缺少。

元·朱丹溪《丹溪心法》："阴虚火动难治。火郁当发，看在何经？重者则从其性而升之。实火可泻，黄连解毒之类。虚火可补。有补阴，火即自降，炒黄柏、生地黄之类。"

阴虚火旺治疗困难。有火就要发出去，发的时候要看火在哪条经。实火可以用黄连解毒之类的泻火，虚火可以用黄柏、生地之类的补阴降火。

不止一个专家对年过40岁的男性提倡吃六味地黄丸，因为到这时候各种各样的欲念"为非作歹"也多年了，难免上火，难免消耗阴气。这也充分证明了朱丹溪"阳常有余，阴常不足"的理论。就是说，即便没有疾病，阴虚也比阳虚更容易发生，需要用药物把阴补上去，他因此定制了"大补阴丸"。现在我们用的六味地黄丸与其同理，而后者作用和缓。

六味地黄丸最初是明朝钱乙开给小孩子的方子，因为孩子的体质是稚阴稚阳的，无论是阴还是阳都很稚嫩，经不起力量过大的药物；六味地黄丸很平和，一共六味药，三味是补的——生地、山药、山萸肉，三味是泻的——泽泻、茯苓、丹皮。三补三泻，补泄平衡了，补起阴来就不会上火了。

据说康熙四十九年，曹雪芹的祖父曹寅当时任江宁织造，患病两月未愈，卧床不起。康熙获知，亲赐六味地黄汤，曹寅遵旨服药，很快就痊愈了，后来又继续服用六味地黄丸，身体健旺胜前。可见，那时候人们已经将六味地黄丸作为养生保健品了。

六味地黄丸的适应症很多，包括糖尿病、慢性肝炎、慢性肾炎、甲亢，总之都是消耗性疾病，迁延日久，伤到了阴，吃六味地黄丸等于是在收拾虚火造成的残局，修复被伤害的体质。

六味地黄丸药性平和，对症的服用者为手脚心热、嗓子发干、怕热，夜里睡觉会出汗（一般是盗汗，就是在醒后发现自己一身是汗）。这个时候未必有明确的疾病，是处于一种机能紊乱，属于亚健康状态，吃六味地黄丸可以改变紊乱，防止其进一步发展。

同样是肾虚，如果是白胖白胖的、一动就喘的人就属于阳虚了，要吃金匮肾气丸。这时吃六味地黄丸就反而会贻误治疗时机。

需要注意，虽然六味地黄丸是平补平泻，毕竟是偏于补阴，配方中阴柔的药多一些，吃后会妨碍消化功能，如果脾胃功能不强，最好间断地吃，长期连续服用就会影响胃口了。

杞菊地黄丸是在六味地黄丸的基础上加了枸杞和菊花。当阴虚导致眼睛耳朵异常时，如眩晕耳鸣、羞明畏光，适合吃这个药。如果眼睛的问题更突出，可以用更有针对性的明目地黄丸，它是在六味地黄丸的基础上加了石决明、白蒺藜、枸杞等，如干燥性角膜炎、老年性泪腺萎缩、白内障早期等都可以使用。

麦味地黄丸是在六味地黄丸的基础上加了麦冬和五味子。麦冬是用来增加滋阴功能的，五味子是收敛的，这两个药和人参配，就是著名的生脉饮，现在已有输液剂型，救治休克时可以用，可见其补益的力量。人参是补气的，另外两个药是防止精华的进一步散失。所以这个麦味地黄丸也称“八仙长寿丸”，它的保养性质比其他几个地黄丸都要明显。

知柏地黄丸在地黄丸系列中有更加明确的方向性，其针对的虚火比前几个适应症要明显，适用的患者会有如下症状：感到头目晕眩，耳鸣耳聋，手脚心、胸口觉得发热，腰膝酸痛，男人有遗精，女人有潮热，两颧发红，发热。还有牙疼，不是因为发炎，只是莫名其妙地疼，咬东西牙根没劲。知柏地黄丸是地黄丸系列里清虚火作用最强的一个，因为知母和黄柏的苦寒特点，用起来也比其他几个地黄丸要谨慎，腰酸腿软和手脚心发热是这种病人的典型症状。

• 眩晕时需要去查查耳石 •

人的内耳有一结构，叫耳石器，是调节体位运动的。耳石器内有两块胶状膜，上黏附有许多微小的耳石，就像一块布上镶嵌很多钻石一样，用于调节胶状膜的运动。

当一些因素导致耳石脱落，它就会像沙尘一样飘浮在内耳之中；飘浮在某一特定的位置时，一旦出现体位的改变就可能引起眩晕，如头迅速运动时出现短暂旋转性眩晕，最多见的有床上坐起躺卧、床上左右翻身屈身或仰视时出现的短暂性眩晕，这就是“良性阵发性位置性眩晕”，即“耳石症”。

如果有类似眩晕可以到耳鼻喉科检查，确诊后医生通过简单的手法就能使耳石复位，眩晕症状会马上减轻乃至消失。

5. 用去火药减肥是没得中医真谛

宋·寇宗爽《本草衍义》：“不顾寒热多少，但以尽剂为度，由是多致危困。”

不管疾病的寒热程度，把药全部吃完，多会引起危险。

去火药吃出的肾功能衰竭

2000 年我在北京晨报负责医药领域的新闻报道，第一个将龙胆泻肝丸会导致肾功能衰竭的信息公之于众。

记得一天晚上，中日友好医院肾病科的谌贻璞教授给我打电话，很焦急，让我快去他的病房一趟，有个特殊病例要尽快向社会公告。我第二天去了，见到一个只能靠肾透析维持、等待换肾的中年妇女。她面色黧黑，没有光泽且胖胖胀胀的，人很瘦，一点精神也没有，一看就是病入膏肓了。谌教授拉我出来，给我看了病人的肾脏X光片，那上面肾脏已缩成了一个小球——她为了去火，自己吃了半年的龙胆泻肝丸，吃成肾衰竭了。这种损伤是不可逆转的，只能先靠透析维持，然后等待能移植的肾脏来救命。

我隔天就把这事报道了。大约两年后，美国也发现了类似问题，有几个美国女人用中药做减肥药，常吃，结果也吃出了肾衰竭。

后来调查发现，龙胆泻肝丸和美国人吃的中药，问题都出在一种叫“马兜铃酸”的成分上，龙胆泻肝丸中的关木通就含有这个成分，它就是罪魁！从此龙胆泻肝丸这个用了几百年的经典老药就入了另册。

其实，这个方子一直安全地使用了几百年，后来把其中安全的“木通”错用成了“关木通”，才败坏了经典老药的一世英名。更重要的是，中医对去火药这类苦寒之品向来有“中病即止”的规矩，长期服用这种苦寒药肯定是要出问题，把龙胆泻肝丸当饭吃的人显然背离了这个主旨。

用龙胆泻肝丸来减肥，即便没有药物的肾毒性问题，也实在是不得中医真谛。和龙胆泻肝丸一样被当成减肥药的还有当归芦荟丸，此药清肝火的力量更大，因为其中含有大黄、麝香、青黛，有人用它图的是能泻肚滑肠，以此引起腹泻，去脂减肥。实际上，如果一个人本身就是胖体质，这样的减肥不能解决根本问题，关键是怎么帮助人体增加脂肪的燃烧，把肥肉烧下去。那就要增加人的火力，不是去火，而是要“补火”了。

十个胖子九个虚

李东垣《脾胃论》：“脾胃具旺，则能食而肥；脾胃具虚，则不能食而瘦或少食而肥；虽肥而四肢不举，乃脾实而邪气盛也。”

脾胃健壮，人就能吃而且胖；脾胃虚弱，人虽然吃得不多但仍旧肥胖；虽然肥胖但四肢无力，是邪气无法排出而壅塞于内导致的。

减肥是现代人长久的话题，随着进化，人在增加发胖的可能。这种状况是由两个因素决定的：一个是我们身体带有的“节俭基因”，一个是现代人比古人要虚。

远古时代能吃的东西少，人容易把吃进去的食物转化为能量攒起来，以应对繁重的体力谋生，所以他们才最终活了下来，成了优胜劣汰的幸存者。这种在当时属于优良的“节俭基因”，现在仍然携带在我们的染色体中。虽然生存环境已今非昔比，人类可以很方便地获得食物和营养，但基因的节俭能力仍在，于是就带来了现在的问题：吃的东西多了，行动方便了，体力节省了，一如既往地能量节俭，必然导致能量过剩而蓄积体内，转化为脂肪。

翻检古代中医文献就会发现，古人对肥胖的论述并不很多。显然，肥胖并不是那时社会的普遍现象，原因是古人比现代人结实，没有现代人这么虚，而肥胖是因为虚造成的。

现代人比古人虚，一个原因是科技进步，身体没有用武之地，体力、体质是用进废退；另一个原因就是现代人的心比古人的重，受到的诱惑比古人要多，欲望多，心中的杂念对身体就形成了持续的克伐……凡此种种，都是导致人类越来越虚，越来越胖的原因。

中国中医科学院的陈小野教授在1994年就提出过一个理论，说人发胖其实都是因为肾虚，是肾阳不足。肾阳不足会引起其他脏腑如脾胃之气的不足，火力不够，不能消化营养精微，也不能正常燃烧脂肪。因此，肥胖往往会发生在人生的两头，要么是孩子时期，要么是中年以后。

孩子在七八岁之前都有婴儿肥，脸上胖嘟嘟的，五官被挤得相对集中，我们就会说这孩子“没长开呢”，一开始拔个儿，就瘦了，五官也就有了成人的样子。其实，并不是拔个儿把身体拉长，而是从长个子开始，人体肾阳开始充足，不再虚，火力壮了，有能力燃烧脂肪，婴儿肥也就被消耗掉了。

一般到40多岁，人会有不同程度的发胖，因为这个时候肾阳开始衰退，中医讲“人过四十，阳气自半”。意思就是过了40岁，火力差了，身体里脂肪的燃烧场逐渐缩小，发胖是必然趋势。想不发胖，除非你能使衰老的进程减慢，而减慢衰老肯定不能用去火药，而是要用性质与之完全相反的、能上火的补肾药，增加燃烧脂肪的火力。

一般来说，练气功的人（练正规的医学气功）胖的人少，肌肉都很结实，因为气功的人静就是使人处于最自然、最健康的状态中。而自然健康状态中的人，阳气是充裕的，不会出现阳虚问题，阳不虚，就有足够燃烧脂肪的能力。

研究者发现，无论是原发的肥胖还是继发的肥胖，都会影响下丘脑、垂体、肾上腺、甲状腺、胰岛等的内分泌功能下降，和肾阳虚的人出现的情况非常一致，而这类功能的下降直接导致脂肪的代谢缓慢，使脂肪沉积在体内。

中国科学院院士、上海医科大学的沈自尹教授，是中国第一个用西医理论成功解释中医“肾阳”的人。他很早就发现，肾阳虚是衰老的原因，有的年仅40岁的肾阳虚人，其神经、内分泌功能衰退的指标竟与70岁的老人相仿，一下就抓住了肾虚这个导致衰老的“祸根”！

这项研究的副产品就是现在可以在药店里买到补肾益寿丸，是一种可以改善衰老状态的中成药。此药能延缓衰老，能起到减肥作用，因为肥胖也是衰老的症状之一。所以，补肾、增强身体的能量代谢，才是中医治疗肥胖的真谛、精髓！

6. 补肾药是最好的减肥药

《内经》：“今五藏皆衰，筋骨解堕，天癸尽矣。故发鬓白，身体重，行步不正，而无子耳。”

五脏之气衰败，筋骨懈怠无力，都是因为肾气将绝。这时候，人的头发就要白了，身体也变得胖重，行动不便，不能再生育了。

为了减肥，很多人节食或者找吃了能不胖的食物。从能量转化角度上讲，几乎没有吃了能不胖的食物，只是长肉的程度不同而已。比如很多人为了减肥只吃豆腐，觉得能长肉的食物主要是脂肪、糖、淀粉，豆腐没事儿，它是蛋白质呀！其实完全不是这样！不管是脂肪还是蛋白质、淀粉，你吃进去后都要转化为热量的，只要不被完全消耗掉，剩余的热量就会积存起来，都以脂肪的形式留在体内，于是发胖。

100 克豆腐的热卡和 50 克瘦肉的热量是相等的，如果你认为豆腐有助减肥而放开吃，那它产生的热量在转化为脂肪时也是不含糊的。豆腐相对体积大，你可能会因此少吃；如果多吃，也是照胖不误。

少吃主食和脂肪，多吃豆制品，这种减肥方式短期内会有一定的效果，但它最终会以肥胖的形式全部“回报”。至于那种喝口凉水都长肉的胖人，就更不能为难自己的嘴了，光控制口腹之欲也没用，应该把这种胖当病来治。这是虚性的病，要补肾，补火力，才能减肥成功。

说到肥胖，体重不是唯一指标，还要看身体内脂肪的含量。经常参加体育锻炼的人，或以前是运动员，他们的骨骼、肌肉比例会比较大。单从体重上看肥胖与否，就会“滥杀无辜”。

所以，判断一个人适不适合用补肾药减肥，除了量体重，还要看看其腰围，如果腰围超标得厉害，出现了梨形身材，又不是贪吃造成的，可以试试补肾益寿丸。腰腹部是脂肪最容易囤积的地方，而人体中段肥胖的危险也最大，腹部脂肪更容易被吸收入血，使血脂增加。

需要注意的是，补肾药的热性一般都很大，比如淫羊藿、附子、肉桂，可以补气壮阳，但吃起来会有上火的感觉，会觉得口干舌燥想喝水，那是人体代谢在增强的标志，代谢增强时就会有热量蒸发和水分的散失。

西药“曲美”，第一天吃的时候也会有燥热的感觉，证明人体的脂肪在燃烧。中药的补肾药肯定比曲美副作用小。

金匮肾气丸或肾气丸也有类似的减肥作用，但一般不当减肥药用，是当壮阳药。服用者会发现，自己的肾虚状态获得改善的同时，人也好像瘦了。其实这不是瘦，是燃烧掉了多余的脂肪，打掉了“注水肉”中的“水”，使身体变得结实紧致了，从老态变得年轻，有返老还童的意思。

值得注意的是，这个用补肾药来减肥的道理，很多假药制造者也有所了解，所以他们会在中药中偷偷地加入甲状腺激素，所取得的减肥效果其实是一种人造甲亢的状态。甲状腺激素可以增加身体的代谢，有鼓动肾阳的效果。大家知道，甲亢时人会变得很瘦，因为他们甲状腺素过度分泌，脂肪被其消耗掉了。而肥胖人中的22%，也确实是甲状腺激素功能下降的，和“甲减”（甲状腺功能减低）的状态类似，肥胖就类似于“甲低”人常见的身体胖肿，有“注水肉”的意思，都是因为火力不够、代谢减慢，水蒸发不出去，留在了体内。所以，把甲状腺激素放在药里，确实能很快达到消耗脂肪的减肥效果，服用者会浑身发热，好像能感觉到脂肪的消耗，和“甲亢”病人的症状相似。问题是，虽然减肥了，却有诸多危及生命的后患。卫生部门查封的很多疗效好而卖得不错的减肥药，化验发现，里面含有类似甲状腺激素的成分！原本就有心脏病的人，可能因为不知道假药的成分而在服用后毙命。这也从另一个角度说明：肥胖就是因为能量代谢不足，就是因为肾虚。

7. 龙胆泻肝丸最适合治“缠腰龙”

叶天士：“杂证胁痛，尽属厥阴肝经，以肝脉布于胁肋，其证有虚实寒热，不可概论。”

胁痛的原因往往都和肝经有关，因为肝经分布在胁肋部，但病症要分寒热虚实，不能一概而论。

龙胆泻肝丸在被发现有肾毒性之前，一直是治疗带状疱疹的唯一的、很有效的中成药。

带状疱疹是一种病毒感染，会感染神经，其位置是沿着神经走向分布的。一旦感染到肋间神经，就会像缠在腰上的一条龙，所以带状疱疹又叫“缠腰龙”。带状疱疹还有长在耳朵、眼睛周围神经上的，那样的更受罪。

有的人年纪轻轻，也没血压高的问题，但一觉醒来就口眼歪斜了，别人一说是中风就把他吓坏了，以为只要是中风就会瘫痪。其实，中风是中医对一组症状的形容，是说身体像被风刺激了似的，特别快就出了毛病，像风一样变化快的意思。

单是口眼歪斜的中风，只是面部局部神经被病毒感染了，和脑子里的血管好坏没关系，不是脑出血、脑血栓的征兆。现在推测，这种仅影响到面容的小型中风和带状疱疹感染的是同一种病毒。被这种病毒感染的人首先是一边的脸上觉得发皱发麻，感觉异样，一照镜子才发现表情瘫痪了，刷牙时水会从嘴角流出来，在几个小时内发展很快。仔细回想一下，就会发现，其实之前一两天耳朵后边就有不舒服了，再后来发展到了面部。

人类对所有病毒都没有特效办法，包括现在的艾滋病、乙肝病毒也只能说是控制了——就是通过抗病毒药物，让病毒不在血里出现了，查不出来了，但不可能做到全部杀死，而是退守到细胞里。虽然在血液化验里发现不了病毒了，但那些藏起来的病毒还会伺机而动。所以，病毒性感染的疾病只有控制，没有根治的，任何说可以根治的药物都不能相信，肯定是谎话。

现在对乙肝病毒控制最有效的药物，一般要一直吃下去，甚至终身服药，特别是肝炎、肝硬化的病人，吃上就不能轻易停药的，怕停药后病毒从细胞里跑出来，杀个回马枪。

带状疱疹病毒也是没有什么药物可以治疗。但还好，它是种“自限性”的疾病，就是到了半个月左右病毒就能代谢死亡，由它引起的疱疹也会痊愈，面瘫会逐渐恢复。特别是年轻、体质壮的人，火力旺盛，两三个月就能痊愈，而且能终身免疫，通常情况下一辈子不会再得。

现在面神经麻痹的病人越来越多，普遍年龄很轻，如果诊断是面神经麻痹，越早接受针灸治疗恢复得越快。

因为“缠腰龙”实在难受、坐立不安的，西医一般只给点保护神经的维生素 K，是注射剂，红色的液体。龙胆泻肝丸是能改善症状的唯一指望。“缠腰龙”发生的部位正好是中医所说的肝胆经络的走行位置，如果辨证，一般都属于肝胆火毒。龙胆泻肝丸能清泻肝火，吃了之后，疱疹周围火烧火燎的疼痛会减轻一点。至于面部神经因为病毒感染而麻痹，是不是适合吃龙胆泻肝丸，就要根据病人的情况辨证了。虽然同属一种病毒，但龙胆泻肝丸毕竟是泻肝火的，所以治疗效果最好的还是沿着肝经走行部位分布的疱疹。

现在市面上的龙胆泻肝丸已经把于肾有损伤的关木通全部换成了安全的木通，你只需要注意自己是不是真的肝火旺。

肝气内郁

朱丹溪《金匮钩玄》："脏腑之火，根于五志，六欲七情激之，其火随起。"

五脏六腑的火都是因为情志的不舒畅引起的，人的七情六欲是上火的诱因。

1. 逍遥丸适于小心眼儿的男人

人生气后的第一个反应会出在嘴里，口苦，嗓子干，严重的会有两肋胀痛、头昏、被气蒙了的感觉，这是动了肝火了，一定要宣泄出去。

要是在二十几年前，给一个男性开加味逍遥丸，病人肯定觉得很蹊跷，因为这向来是当做妇科药专门治疗月经前心烦意乱、乳房胀痛之类的妇科病。其实，随着生活节奏的加速、生活压力的增大，逍遥丸的适应人群开始转向男性，他们心情郁闷的时候不比女人少，也会觉得胸闷、心里憋屈，长出气、叹气之后把郁结的肝气宣泄出去才觉得舒服。

说到长出气，特别提示一下是孩子家长：要知道，孩子是“没心没肺”的，他们的情绪一般没问题，特别是学龄前后；如果也总是长出气，就别往肝郁上想了，要考虑心脏的问题。长出气一个是为了解郁，一个是为了自己补气,气不足、不够用的时候也会长出气。什么时候气不够用？在孩子，一般是心脏功能受影响时。很多有经验的医生发现，孩子长出气可能是心肌炎的早期症状。孩子不会表达自己胸闷、接不上气、心肌炎时供血受到影响，只能通过长出气的方式增加吸氧量。

心肌炎一般是链球菌感染，如扁桃体发炎、中耳炎之后，没及时用青霉素把病治彻底，随后引起免疫系统出现错误，要么是引起心肌炎，要么是引起肾小球肾炎，这两个病因为都和免疫系统有关，治起来很麻烦，没特效药，一般要用到激素。所以，孩子得扁桃体炎、中耳炎要当回事，不能和感冒一视同仁。

至于成年人，无论男女都可能出现肝郁。如果是男性，肯定是心比较细的、追求完美的那种人。生气之后没抒发出去，第二天就会肋茬子胀，比较内向的人症状会更明显。时间长了就会成了郁火，很多疾病都是从这里开始的。

我认识一个男士，从农村出来的，没学历，但人很聪明，在文化单位供职，身边都是高学历的人，他凭借着自己的圆滑屈就，在单位里有了一席之地。为此，他对自己要求很高，做事不让别人挑出毛病，即便被领导训斥他也显得一副很大度的样子。其实，了解他的人都知道，他也是忍出了一副举重若轻的样子。有一次他负责的项目出了问题，被领导骂时仍强作欢颜。两个星期之后他突然找我，问怎么嗓子里好像有个东西似的，担心长了瘤子。这是生气后最常见的后患，中医叫“梅核气”，西医叫“咽神经官能症”。往往都是气上得的，火没撒出去。

人生气后的第一个反应会出在嘴里，口苦，嗓了干，严重的会有两肋胀痛、头昏、被气蒙了的感觉，这是动了肝火了，一定要宣泄出去。如果不解决，虽然症状会消失，但从小的方面说，可能遗留“梅核气”之类的问题，大的方面就是癌症了。有统计显示，癌症病人在回忆过去时，发现他们都在被诊断前三五年生过一次大气，或经历过一次大灾难，上了一次“大火”，对免疫系统有摧残性的打击，从那次打击之后免疫系统不那么敏感了，所以没及时发现癌细胞的蛛丝马迹。

• 梅核气和食道癌的区别 •

梅核气是嗓子有异物感，咽吐沫时有感觉，吃饭反倒不受影响，闲的时候却加剧。这是一种神经官能症，并非真的有东西长在那里，如吃东西时候兴奋点在咀嚼上，异物感就会消失。

食道癌是有异物长在了食道里，越长越大，食物经过时会有阻力，且食物块越大、质地越干的越通不过去，吃东西时会吞咽困难。

梅核气适合吃逍遥丸。现在药店里卖的一般是加味逍遥丸，就在舒肝药的基础上增加了丹皮和栀子。因为只要有郁就很容易化火，丹皮和栀子都是凉性的去火药，能平肝经的郁火，吃后确实心情会改善。

西医里有一类疾病叫“身心疾病”，二三十年前还只发现有神经性皮炎、胃溃疡、高血压等几种，因为只有这些病明显和心理情绪有关。现在，70% 的疾病都属于“身心疾病”了，已经很难找到一个疾病和情绪扯不上干系了。所以，中医原来用来治女性才有的小心眼、肝郁的逍遥丸，用在给男人去火上也是情理中的事。

生气之后可以吃的还有一种药叫舒肝丸。舒肝丸比逍遥丸破的力量大，因为里边有沉香、木香、厚朴之类，有火有郁时吃着能痛快，比逍遥丸见效快，但吃的时间长了，人就要发虚，所以要“中病即止”。

2. 男人需舒肝壮阳，切莫补肾壮阳

《素问·痿论》指出：“思想无穷，所愿不得，意淫于外，入房太甚，宗筋弛纵，发为筋痿，及为白淫。故下经曰，筋痿者，生于肝，使内也。”

心里的欲念太多，性欲太过，不能节制房室之事，就要因为放纵发生阳痿，阳痿的病因在肝。

男人的病和肝及情绪相关的还有一个，大家可能想不到，是阳痿。北京中医药大学的王琦教授是男科专家，每天都要接收为阳痿所苦

的病人。许多阳痿患者诉苦说，得病之后为了保证家庭完整、妻子幸福，真是砸锅卖铁地买吃补肾壮阳药，结果丝毫不见改善，是不是补错了？

王琦随后对市场上标明可治疗阳痿的60余种补肾壮阳药进行调研，发现：尽管名称不一，但90%是同一类药，组成多是鹿茸、鹿鞭、海马、淫羊藿、阳起石之类，都有昂贵的补肾药。在中国人眼里，男子的阳痿肯定是肾虚的，但为何吃了补肾药无效？

王琦对400例阳痿病人进行了统计分析，发现现在的阳痿已明显呈年轻化趋势，大多数患者身体壮实、声音洪亮，并没有平常所说头昏耳鸣、腰膝酸软、脱发及牙齿松动等肾虚症状，由肾虚导致阳痿的仅占7.06%。原来肾虚并非阳痿的主要病因。同时发现，真正由于雄激素减少造成的阳痿也很少，如果是，主要是睾丸发育不良所致，除阳痿外，病人还有第二性征发育不全等表现，这种情形还是很少见的。补肾药具备类似雄性激素的作用，用在多数并不缺少雄激素的阳痿病人身上，自然不会显效。

真正能起效的是和情绪关系密切的、舒肝解郁方面的药物，和治疗女性月经问题时用逍遥丸的道理同出一辙，因为二者都是情绪作祟，问题不是肾虚而是心虚，心事太重，思想负担太重，情志不畅，属于中医“肝”的范畴。

偶尔或新近出现阳痿的年轻人，本身没有腰酸腿软的感觉，但因为压力过大或被这个病本身弄得精神抑郁、胸闷，闲待着也想出口长气，沉默寡言，想放松都放松不下来，那就可以先从逍遥丸、舒肝丸试试。这种病在早期很少是因为虚造成的，而是郁，郁而不舒会生火，就像有个病人，以为自己虚，吃了补药，不仅没见好，反倒出了精索静脉曲张、阴囊红肿的问题。那是本来身体里就有的火，又错借了补药的火力。

通过舒肝而不是补肾来治疗阳痿的新观点，20世纪80年代起在中医界已经占了主要地位。持这一观点的，在此类论文中数量排在第二位，可见受益者之众。很显然，并不昂贵的舒肝药比昂贵的补肾药更适合现在的男人之虚！

在中医理论中，男性的阴器是“宗筋之汇”，而肝是主筋的，情志不遂、忧思郁怒，肝就失于疏畅，“宗筋”也就所聚无能。所以《黄帝内经》早就说过：“又有失志之人，抑郁伤肝，肝木不能疏达，亦致阳痿不起。”只是那时候没人想到，肝郁成了现代男人的主要问题。

《法制晚报》报道过中国医学科学院整形外科医院的一个现象：天热之后，到那家医院做乳房手术的男性增多，每周都要接收几个。一些年轻男性乳房莫名其妙地增大，怕衣服穿得薄露出来不好看，故到医院做手术切除。

男性的乳房发育过去只见于脑子里长瘤子导致了内分泌紊乱或肝硬化病人的肝脏不能灭活雌激素，但现在这些病人没有上述问题。专家分析说，这和环境雌激素有直接关系。

前面说过，环境雌激素能使女人上肝火，其治疗需要从疏肝角度切入，因为乳房是肝经循行经过的位置。这在男性乳房上也是同一个道理，也是肝经出了问题。

可见，现在，男性的疏肝已经比补肾更加重要了。

3.“粉面含春”的女孩有肝火

明·赵献可《医贯》：“以一方治其木郁，而诸郁皆因而愈。一方者何？逍遥散是也，方中惟柴胡、薄荷二味最妙。”

逍遥散是治疗肝气郁滞的方子，其中的柴胡和薄荷是这个方子中的关键。

我当住院医生时，跟着老师看过一个女孩子，她是滑冰运动员，平时就在首都体育馆里练习。她才24岁，脸上总是发红发热。说人家女孩子都白白净净的，只有她总和红脸关公似的。而且那种红让人很难受，冬天明明觉得很冷，手脚冰凉，但脸依然发热。她自己也觉得好像有一股火郁闷在身体里，恨不得扎几个窟窿，把里面的郁火散出来。

脸属于胃经，如果除了脸红还有口臭、特能吃、大便干，没有明显的手脚凉，这种现象可能就是胃火，用含有石膏的药物最合适，比如黄连清胃丸之类。等有了脸热手凉、内热外寒时，就该吃逍遥丸了，因为这时候是肝的事，而不是胃的事了——是肝气被郁住了，火散不出来。

这种脸上发红发热和更年期女性的面部轰热机理类似，都是体内激素失去平衡导致的。前面说过，雌激素是女性的生机，生机过了头就可以成为“火”，是肝火，去这种火要从疏肝的角度去散郁。这个女孩后来吃的由逍遥散为基础的汤药，方子里始终在用柴胡和薄荷这两个有宣散肝经郁热作用的药物，能把郁热透散出去。吃了这个药后，她脸上发热的情形明显减轻了，一个多月后，她出去比赛之前想带点药走，来看医生，已经是个很秀气白净的女孩了。

如果她的这种肝火不能及时被散出去而郁结起来，接下来的问题可能就是脸上长黄褐斑或蝴蝶斑，中医统称为“肝斑”。中年以后的女性长这种斑，多是因为肝郁。因为这个年岁的人，需要顾及的事情很多，家里是上有老、下有小，事业上牵肠挂肚的事也多，情志是致病的主要问题。所以中医治妇科病，包括因为内分泌失调引起的“面子”问题，很讲究“青年责之肾，中年责之肝”，具体说就是，年纪小的女性一般是需要补肾，因为她们的内分泌系统还不成熟、不稳定，补肾是助其成熟，成熟了妇科的相关问题也就解决了。到了中年，是正常的平衡被情绪打破，肝气不条达，所以中年女性调肝就比补肾重要。

除了要保持一个良好心态、情绪，用药物适当调整，有几个穴位可以经常按摩或刮痧，慢慢能使脸上的斑变淡。比如腿上的“三阴交”和“太溪”、“太冲”。

“三阴交”在小腿内侧，在内踝尖直上三寸，胫骨后缘就是，这个穴位又称“妇科三阴交”，和妇科疾病关系密切。月经前后按这个穴位会有明显的压痛。按摩这个穴位直到不疼，就达到了治疗目的。“太溪”和“太冲”两个穴，在月经前后的电反射都有明显不同，平时经常按摩或者用刮痧板刮、点按，对改善妇科内分泌很有作用。

第五章　胃　火

历史上有人把司马相如的死归结在卓文君的美色上，这实在是不公平。我倒更愿意相信卓父后来提供给女婿的“僮百人，钱百万”的优渥生活使贫困出身的才子有了被胃火烧坏乃至“胃火及肾”的条件。锦衣玉食、膏粱厚味是糖尿病，也就是消渴症的基础。

人一生吃进去的食物是个定数，最先把自己吃成胖子的人，余生肯定是要节食、降脂、减糖的。孕妇过食会把升高的血糖直接输送给胎儿，胎儿的胰岛在还没有出生前就开始工作了，透支之日可想而知；他们肯定是人群中先胖起来的，也是血糖最先升起来的……

胃火总是离不开吃，还会吃出面子问题，比如痤疮。中医皮肤科大师陈彤云，70岁时看上去不过50岁的样子。她认定，化妆品是越简单越好，因为皮肤是屏障，不可能让所有被你寄予厚望的营养品都透皮吸收进去。她更是提倡饮食的多样与清淡，吃杂粮粥倒是她多年不变的惯例……

胃火消谷——杜甫、司马相如之死：大江不止渴

不独糖尿病，所有消耗性的慢性病到后期都有因爱欲致死的可能。因为疾病后期人往往是肾虚的，中医讲“久病及肾”，其他脏腑的衰败最终都会殃及肾。

1. 司马相如是被胃火渴死的

杜甫在诗中用文学语言描述了他和长卿的症状——“大江不止渴”，就是非常严重的口渴，是喝干了一条江也解不了的渴。显然，司马相如和杜甫得的都是糖尿病。

大诗人杜甫是在湖南境内的一叶扁舟上去世的，人们从他的1400余首诗中找到了其死因。他在诗中提到过一个人叫“长卿”，就是西汉的司马相如。杜甫说“我多长卿病”，是说他患有与司马相如相同的病。那么，司马相如得的是什么病呢？

杜甫在诗中用文学语言描述了他和长卿的症状——“大江不止渴”，就是非常严重的口渴，是喝干了一条江也解不了的渴。显然，司马相如和杜甫得的都是糖尿病。

《西京杂记》中专门有“相如死渴”一条，写的是：“文君姣好，眉色如望远山，脸际常若芙蓉，肌肤柔滑如脂。十七而寡，为人放诞风流，故悦长卿之才而越礼焉。长卿素有消渴疾，及还成都，悦文君之色，遂以发痼疾。乃作《美人赋》欲以自刺，而终不能改，卒以此疾至死，文君为诔，传于世。”是说司马相如本身就有糖尿病，又和卓文君好上了，最后因为不能节制性欲而死。

其实，把才子之死推到女人身上是不公平的，司马相如在遇到卓文君之前就有健康隐患，症结在于营养过度、缺乏运动，因为后来卓父提供给小两口巨额财富，生活上更加优越，这是消渴病最重要的病理基础。尤其是，司马相如是文人，多愁善感，劳心多于劳力，若论对胰岛素的影响，劳心比劳力要直接得多。

胰岛素分泌的多少，除受内分泌激素和血糖等因素的调节，还直接受植物神经功能的影响，而植物神经的最高中枢是大脑的边缘系统。人的情绪也恰恰是受大脑边缘系统的调节。所以情绪可以通过大脑边缘系统和植物神经直接影响胰岛素的分泌。当人长期处于紧张、焦虑、恐惧，乃至极度的相思等应激状态时，胰岛素分泌不足的倾向逐渐就会被固定下来，最终导致糖尿病。

所以，司马相如具备淫欲恣情的条件，也就具备一切糖尿病的易患特质，即便不遇到卓文君，他的糖尿病也未必逃得过去。

2. 重病之人可因性交而死

《内经》:“以酒为浆，以妄为常，醉以入房，以欲竭其精，以耗散其精，不知持满，不时御神，务快其心，逆于生乐，起居无节，故半百而衰矣。”

把酒当水喝，以放浪为常，趁着酒醉行房事，就要耗竭身体的阴精。不知道珍惜身体，不知道驾驭心神，只求一时快乐，病患就从这样的错误开始，人到半百的年龄就已经衰老了。

不独糖尿病，所有消耗性的慢性病到后期都有因爱欲致死的可能。因为疾病后期人往往是肾虚的，中医讲“久病及肾”，其他脏腑的衰败最终都会殃及肾。房事动用的也是肾气，重病时行房事就是在争夺并不充裕的肾气、火力。

中国中医药学会肿瘤分会主任周宜强教授，治好过很多被医生宣布了死刑的癌症病人，但也有好几个让人遗憾的病例。都是癌症病人，通过中西医治疗调养，病情控制得很好了，赶上春节，病人一定要回家。因为看着也病情平稳了，医生就准了假。结果，春节刚过几个人就紧急再入院，病情急转直下，一问原因才知道：夫妻久别重逢，性生活频繁，没有节制，伤了肾阳、肾阴这个生命根本，生命之火被提前耗竭了。

西医也有发现：当人在生大病或受了重伤，身体衰竭、生命垂危的时候，男性睾丸的生精细胞首先停止工作，等到身体复原才会恢复生精能力。

所以，身体在自我调节过程中很清楚各种生理机能孰重孰轻。关键时候肯定要节约火力，保证重点。性爱肯定不是生命中最重要的事，在这方面不节制其实是在掠夺本就不丰富的资源，确实有点找死的意思。

“久病及肾”的这个“肾”不是泌尿系统的那个肾，而是中医所说的生命根本。不光糖尿病时间长了会影响到肾，和呼吸有关的肺也一样。比如过去常见的肺结核，一开始就是咳嗽，到后期会出现“骨蒸潮热”，病人感到从骨头里往外地发热，骨头属于肾，说明病已及肾。而两颧的颜色娇红，是身体最根本的肾阴都耗干了的症状。再比如心脏病后期出现心力衰竭、腿脚肿，人不能平躺，夜里也只能坐着睡觉才能喘气，到了这地步，中医就认为是“肾水凌心”了。西医要打强心剂，中医则必须用入肾经的大热的附子，才能振奋心的阳气，使心的泵血能力提高。

司马相如是不是爱欲致死暂且不论，糖尿病的发展确实是会由胃及肾。炽盛的胃火先烧干了胃阴，之后又烧干了肾阴，就是西医说的肾功能衰竭，到了需要透析或者换肾的地步——那时的肾阴已经不起过度消耗，一番云雨确实能要了病人的命。

3. 人一生吃进的食物是个定数

元·罗天益《卫生宝鉴》:“谓食物无务于多，贵在能节，所以保冲和而遂颐养也。若贪多务饱，饫塞难消，徒积暗伤，以召疾患。盖食物饱甚，耗气非一。”

饮食不要过多，贵在能节制，才能保证气血的和谐、顺畅。如果贪吃求饱，积滞难消，就要暗耗内伤，疾病因此被招致。饮食过饱对阳气的消耗不是小事。

引起这些问题的胃火到底是什么？其实就是超常的饮食和异常的消化能力。

西医描绘糖尿病的症状是“三多一少”，第一条就是“吃得多”，中医的“消谷善饥”也是这个意思。食物吃进去很快就消化了，人总觉得饿。

这种超常的胃火可不是好事，它不仅消谷，更重要的是消耗胃阴、肾阴。肾是人身体的根本，肾阳保障全身的功能，是身体的能量根本；肾阴保障全身的营养，是身体的精华根本。五脏中任一脏的“火”如果不及时扑灭，最终会把身体的精华烧干！

怎么能不让胃火盛到烧到肾阴的程度？那就要打断“消谷善饥”这个恶性链条——即便想吃、胃口大好，也要节制！

糖尿病的专治医生有个经验：人一辈子吃的东西是个定数。你前40年吃多了，后40年就得饿着。这个说法很有道理。糖尿病的发病是因为饮食不节，吃得多，三下两下把自已吃成了胖子，不到40岁血糖就高了，得了糖尿病，之后肯定只能节食了。

另外，孕妇如果吃得过多，过胖，生下的孩子就会过大，很小就有糖尿病的风险，等于是妈妈吃得太多，把孩子的额度都给占了。

北京大学第一医院产科主任杨慧霞教授是哈佛医学院的访问学者，总能第一时间把国际上最先进的育儿理念带到门诊中。她建议中晚孕期的孕妇每天总热量的增加，最好只比常人多吃300千卡的食物。一般来说，一个鸡蛋或一杯牛奶或半两主食或15克花生，就是90个千卡了。

一个苹果、梨、橘子也差不多是这个热量。就是说，孕妇一天只需比常人多喝三袋牛奶，热量足够了。

很多孕妇认识上有误区，觉得多吃水果不会长胖，孩子皮肤还能好。其实完全不是那么回事。首先，孩子的皮肤好坏和母亲吃水果的关系从无定论；更重要的是，水果里也有糖，也是热量，多吃也会害了孩子。如果母亲过度地吃，胎盘就会把这些营养搬运给胎儿；如果母亲把血糖吃高了，胎盘也会把母亲的血糖搬运给胎儿。胎儿正在发育中，糖源供给多了，他就必须分泌更多的胰岛素来利用这些葡萄糖。

血糖高的母亲最容易生出大胖丫头、大胖小子，这可不是壮实的标志，等他们到儿童期、成年期，胰岛的功能有可能提前衰退，这样他们很早就得节食，因为妈妈把本来该他们吃的饭提前给吃了。

4."卓玉女"要命，"玉女煎"救命

张秉成《成方便读》："夫人之真阴充足，水火均平，决不致有火盛之病。若肺肾真阴不足，不能濡润于胃，胃汁干枯，一受火邪，则燎原之势而为似白虎之证矣。方中熟地、牛膝以滋肾水；麦冬以保肺金；知母上益肺阴，下滋肾水，能制阳明独胜之火；石膏甘寒质重，独入阳明，清胃中有余之热。"

人的真阴充足时，水和火是平衡的，不至于有火盛的问题。如果肺肾真阴不足，不能濡养胃阴，使胃阴枯竭，再受到火邪的侵袭，就会出现火热燎原之势，白虎汤治疗的就是这种病症。所以用熟地、牛膝滋养肾水，麦冬护肺，知母养肺阴，滋肾水，遏制亢盛的胃火。石膏入阳明胃经，能清胃中余热。

糖尿病的发生一开始只是胃阴虚，症状就是剧烈的口渴，很多人最初可能没在意，会觉得是天气干燥造成的，特别是当他们还时时出现低血糖问题，就更不容易想到糖尿病上去。

其实，低血糖恰恰是糖尿病的先兆！胰岛在刚出现问题时，不能按需按时分泌胰岛素；如果胰岛在没有进食时也在分泌，没有食物中的糖可以消化，就只能转化身体里的糖了，于是低血糖的发生在所难免。如果没有及时从异常的口渴、没缘由的低血糖中发现糖尿病，控制不好，会“久病及肾”，从胃阴虚发展到肾阴虚乃至肾阴阳俱虚。

消这种胃火，就不是牛黄清胃丸、黄连上清丸之类能解决的了，要用更凉的药去压抑。有两个名字很特别的方子——“白虎汤”和“玉女煎”——都是治疗消渴的方子，都有石膏、知母的成分。

石膏是大凉的药物，能泻胃火。要把超常的胃功能给废掉，就像对巨胃症的病人，唯一的办法就是要切除一部分胃，也是种恶治。如果是没有那么旺盛胃火的人，这么样地用石膏是可以伤胃气的。知母则是泄肾的相火的。从这种治疗消渴的药物配伍中也能看出，中医判断出司马相如的消渴早晚要往下发展，由胃阴虚影响到肾阴虚的。

糖尿病人容易牙齿感染、牙齿松动，“玉女煎”原本是针对这个症状的，这是因为胃火过盛且伤及胃阴、肾阴了，牙齿问题是虚火，也是血糖高时的并发症。

糖尿病人的血是甜的，是个天然的培养基，细菌太容易在上面滋生了，牙龈也一样，所以糖尿病人肯定比其他人牙齿容易感染。

病情涉及牙，在中医眼中就是影响到肾了，因为牙齿是肾主管的。比如牙齿早脱、早松动，或有时莫名其妙觉得牙咬东西没劲，很酸但没有牙龈红肿，一般都是肾虚，是提前衰老，所谓“老掉牙”嘛！这时不能吃去火药，而要用补肾的方式解决。

牙齿咬东西没劲、腰腿发酸但不发冷的，是肾阴不足，要补肾阴，要吃类似六味地黄丸的药。腰腿发酸并且发冷的则是肾阳不足，要补肾阳，应该吃类似肾气丸的药。而适合用“玉女煎”治疗的，病人还会明显有热象，比如口渴、心烦，还没完全发展到肾虚的地步。所以，司马相如如果能早点吃上“玉女煎”，可能就不至于发展到渴死的地步，和“卓玉女”相守就可能更长久一点了。

清胃养颜——清胃火＋调五志：皮肤科大师的养颜经

华佗《中藏经》："五疔者，皆由喜怒忧思，冲寒冒热，恣饮醇酒，多嗜甘肥，毒鱼酢浆，色欲过度之所为也。蓄其毒邪，浸渍脏腑，久不摅散，始变为疔。"

皮肤上生的五种疔疮，是由于喜怒忧思，受寒受热，饮酒过度，多食甜肥食物、有发性的鱼和发酵的米浆，以及色欲过度导致的。毒蓄积体内，浸淫内脏，久久不能去除，就变成了疔疮。

1. 少下饭馆，多喝杂粮粥

在心火、肺火、肝火、胃火中，影响皮肤最多的应该是胃火。最典型的就是吃多了辛辣、油腻食物，生了胃火，进而长痤疮，毛孔变得很粗。

北京中医院中医皮肤科有个大师级人物，陈彤云教授，86岁了。我在十几年前见过她，那时她70多岁，从面容看还不到50岁呢！跟了陈教授几十年的陈勇透露陈老的养颜经验，其一就是饮食清淡。陈老认为，减肥的人不会有好的皮肤，也不会有好的面色。要想皮肤好，饮食一定要平衡，不要大吃大喝。

陈老是名人，不断有人邀约，但她很少下饭馆，有请吃饭的事能推就推。她是嫌饭馆的菜油大。她自己吃饭，喜欢喝八宝粥那样的，把各种豆啊、粗粮混在一起，肉食吃得很少，主要吃一些鱼和豆制品，蔬菜多、杂粮多，为的是不至于缺乏维生素。

一般来说，蔬菜和水果对治疗痤疮是有好处的，但水果里有些含糖量很高的或者说热性的还要少吃，如荔枝、芒果等南方出产的水果都有热的共性。

很多人得了痤疮不敢吃发物了，如鱼。其实只是水煮鱼、炸鱼不能吃，那做成清蒸的就可以了，还有清蒸的鸡和瘦猪肉都可以。可见，食物的烹饪方式会影响甚至更改食物性质。

鸡肉是温性的，鸭子是寒性的，因为鸭子是生长在水里，习性偏寒，所以吃鸡可以炖嫩鸡、童子鸡，吃鸭子却没有“炖嫩鸭子”的，都是“老鸭汤”。如果用嫩鸭煮汤，汤是寒凉的，容易伤胃气，而老鸭汤的寒性就少了。传统中国烹调中，嫩鸭一般是做烤鸭，用火烤制，为的是通过烤制来纠正它的寒性，使其性质平和一些。要不就是盐水鸭，盐水鸭是用盐腌制，盐本身是火性的——把盐往火里一放马上就能着起来——用盐腌制过的鸭也可以矫正它的凉性。

一般炒炸过的食物，火性都会大一点，胃火大的人就要谨慎食用了。其实，这点在现代营养学上也有说法，比如“没有垃圾食品，只有垃圾吃法”也是这个意思。

2. 治痤疮：春饮芹梨汁，夏喝红豆薏米粥

从中医角度讲，凉性的、去火的水果蔬菜都对痤疮有好处，比方水果中的梨、蔬菜里的芹菜都有清热、通便作用。

陈勇教授喜欢给长痤疮的人推荐“芹梨汁”，这是他在临床上屡屡验证有效果的。就是把雪梨、芹菜洗净，各一半，放在一起榨汁，每天一杯。如果正是春天痤疮、粉刺多的时候，适合常喝。

还有红豆薏米粥，适合肠胃湿热重、大便不好、舌苔厚的人。这种人皮肤出油多，痤疮的疙瘩也比较大，适合选择红豆、薏米、芡实这些清脾利湿的食物，和大米一起熬粥，增加食物去湿的药性。这种粥特别适合在夏天梅雨季节到来的时候吃，一般是七八月份，这时属于中医所说的“长夏”，就是夏天湿气最重的那段时期。“长夏”是属于脾的，在这个季节要健脾才能防止湿气在体内的存留，薏米、红豆、芡实、冬瓜、

苦瓜，都是很好的健脾去湿食物。

如果湿邪严重，痤疮、皮肤湿疹频发，仅用食物就无济于事了，可以吃湿毒清之类的去湿药物。

3. 中年长痤疮，病根在情绪

有人饮食上没问题，胃火也不大，而且早就过了青春期，但仍在长痤疮。这是因为生活压力比以前大了，精神长期处在一种失调状态。中医讲，不光是辛辣的食物能化火，“五志”也能化火。

“五志”就是喜、怒、悲、恐、惊五种异常的情绪，长期不改善，郁久了，也可能导致痤疮。特别是上班族，压力大，欲望也多，所欲不遂就能成火。这种情况任何年龄都可能发生，长痘也就不再是青春期的“专利”了。

在国外对此有个专有的名词，叫“成年女性痤疮”，就是到了 30 岁、40 岁还在起痤疮。女性比较敏感，情绪容易变化，化火的机会也更多。她们可能并不需要吃什么去胃火的药，除非痤疮处于急性期，很红很肿很疼，可以用点清热药，或者局部用抗生素软膏使红肿消掉，但那是针对局部皮肤的急性消炎，要去根儿就必须调整情绪。

养心是陈彤云先生养颜的又一经验，就是说一个人心态要好，平和，荣辱不惊。如果太计较，一天到晚皱眉头，老不愉快，皮肤肯定不好。

陈老本人很少发脾气，也很少大声说话，总是温文尔雅。熟悉她的人都知道，她这一生当中，顺的时候、富贵的时候是这样，穷困倒霉的时候也这样，她这种心态是多年的历练，皮肤好也是必然的结果。

至于护肤品，搞了一辈子皮肤专业，有了自己品牌护肤产品的陈老觉得，局部擦护肤品的作用不会很好，因为从生理学角度来讲，皮肤本身是一个屏障，就是为了让体内的东西丢不了，比如我们到沙漠，不会马上被晒干；同时也不会让外界的东西轻易进来，比如我们去海边游泳，游一个礼拜，人也不会被“腌咸”了，因为盐进不来。

能透皮吸收的物质是很少的，外用的东西营养再好，通过抹到皮肤上让它吸收，肯定不如吃进去的效果好。陈老的观点是：化妆品不是说越贵就越好，而是越单纯越好。她用的化妆品都很简单，就是大众用的雪花膏、擦脸油。年龄大了以后，皮肤会萎缩，表皮会变薄，所以要给皮肤保护一点水分，滋润滋润。她有时候还加点珍珠粉。就是用人家做首饰挑剩下那个，弄成粉，掺在里面。

有时候，胃火不一定是明显的便秘，但大便的味道是恶臭的，可以吃去火药通通便，帮助身体把消化不了的糟粕排出去。

1. 大便秘或恶臭，是胃火大的最常见症状

汉·张仲景《伤寒论》："胃中燥，大便必硬。"

胃中燥热，大便必然干燥。

胃火在上火中最常见，特别是北方地区天气干燥的季节，胃火很容易被点燃。四川人吃辣椒不上火，因为那里阴湿，吃辣椒为的是对付进入身体里的湿气，所谓"一方水土养一方人"就是这个道理。而到了北方地区天气干燥的季节，就要特别注意了。辣味比辛味更容易上胃火。辣椒是辣的，生姜是辛的，辣椒是热性的，生姜是温性的，后者比前者和缓一些，所以辣椒是胃火的最大禁忌。甜腻的食物往往热量很高，也容易引起胃火。

胃火的症状非常好辨认，身体壮实、食欲很旺、喜欢吃辣和油腻的年轻人，其胃火一看便知，如脸上长痤疮、口臭、口渴、舌头质地红、舌苔黄而腻、大便干，这种情况可以吃黄连清胃丸、牛黄清胃丸、黄连上清丸，舌苔腻的可以配合二陈丸一起吃，或直接喝大黄泡水也能解决问题，目的都是缓泻，给胃火以出路。同时要忌口，挑清淡的吃。

有时候，胃火不一定是明显的便秘，但大便的味道是恶臭的，可以吃去火药通通便，帮助身体把消化不了的糟粕排出去。

口腔中的味道，是辨认哪个脏腑上火时一个很好用的指标。如果感到口苦，一般是肝胆有火，往往是在生气着急之后出现。如果感到口中

淡而无味就不是上火的问题，而是脾虚了。有这种感觉时，舌头显得胖，质地会是淡的，舌边还会有牙齿的痕迹，这就是典型的脾虚舌象了。有胃火的人，除了口臭，有时候也会出现口苦问题，因为中医的肝和胃关联很大。

2. 女性便秘警惕盆腔淤血综合征

当然，并不是所有的大便不通、大便费劲都是胃火惹的祸。习惯性便秘、女性及年老体弱人的大便不通，可能是由于气血虚，也可能是盆腔长期受寒引起的，气血遇寒凝滞，不能润泽肠道，所以便不出来。

北京中医药大学肾病科主任赵进喜在诊治中发现，很多年轻女性有便秘毛病，还经常莫名其妙地腰疼、肚子疼、头疼，烦躁易怒，不自觉地发无名火，经检查也没有什么子宫肌瘤、附件炎的问题，但一摸肚子就觉得左侧有明显的压痛。按中医讲这就是“血淤”，在西医里有一个病名叫“盆腔淤血综合征”，是盆腔静脉系统有淤血造成的。这和女性盆腔中静脉数量多、构造薄弱有直接关系。一般情况下，2 ~ 3 条静脉伴随一条同名动脉，但盆腔里的卵巢静脉可多达 5 ~ 6 条，而且盆腔静脉较身体其他部位的静脉壁薄，缺乏弹性，很容易形成众多弯曲的静脉丛，就像一个水网相连的沼泽一样，能够容纳大量迅速流入的动脉血，血流也因此容易缓慢，停滞。而且，膀胱、生殖器官和直肠 3 个系统的静脉丛彼此相通，三者间任何一个的循环出现障碍，就可影响到其他两个系统。如果看这种人的耳朵，肯定会在盆腔、子宫、直肠、便秘等对应的几个点上发现明显变化，或者脱屑或者长小痘痘。耳穴是人体的全息图，能从小的局部反映出人体的全貌。在耳穴上，上面这几个点离得很近。这种淤血的产生，要么是屡次做人工流产，要么就是经常受凉，天还很冷就穿裙子导致“血遇寒则凝”。

现在中医妇科医生把引起女性妇科问题的主要原因归结为受凉，每天要解决的是“美丽冻人”造成的后果。而爱美的女人们总觉得，日本、韩国比我们的气候还冷呢！那儿的女人穿得比中国人还短呢！这种想法实在是只知其一，不知其二。富士山是活火山，日本的地气因此很热，要不然他们不会有吃生鱼片、吃生牛肉、吃凉物的习惯，那就是为了平息身下的蒸蒸热气。我同学在日本开中医诊所，回来说，日本女孩子冬天也是短打扮，其实她们会在肚脐上贴个膏药，让温性的药性通过肚脐吸收进身体，因为她们知道受凉会带来麻烦。至于韩国，他们多是地热取暖，人们一进屋子就席地而坐，至少能保证当天受的寒气当天解决。这都是中国女性不能比的。

下身受凉，血脉就不通畅，腹压会增高，会出现腹痛、便秘等问题。这种人不能用去火药，要用温药，在这个基础上可以吃点桂枝茯苓胶囊或大黄蛰虫丸，化解血淤。

3. 去火药治虚性便秘，越治越秘

李东垣《兰室秘藏》：“夫脾胃不足，是阳气不足、阴气有余……阴气盛则上乘阳分，而阳道不行，无升发升降之气也。”

脾胃不足，是阳气虚、阴气有余……阴气有余就要压制阳气，使阳气的运行道路不通畅，影响了阳气的升降功能。

要解决虚性便秘的问题，须用补药。原中国中医科学院教授王淑兰，现在在意大利行医，有个治疗虚性便秘的方子，就是生白术30克、当归15克、肉苁蓉10克，再加3克枳壳或升麻等入肺经的药，补气的同时调理气机，效果非常好。

特别要注意，白术一定要生的，不是炒的。炒的就只能补脾气，但失去通便作用，生的通便效果好。如果去药店买，一定要说明是“生白术”，因为一般情况下，医生不在处方上标明的，药店都会给炒白术。

如果是面色偏黄又比较瘦弱的女性发生便秘，很可能还有血虚问题，用养血通便的当归就比益气通便的生白术更适合。当归的通便作用对有些人比大黄作用还明显，同时还兼顾到了补血，很适合那种典型的黄脸婆样的女人。取当归10克用开水冲泡，代替茶饮——当归的味道比较重，最初可能有个适应过程。

治疗虚性便秘，负责任的西医也很少用大黄、番泻叶类刺激性泻药，就是担心时间长了会产生依赖，且长期吃某一种刺激性泻药会造成大肠发黑，与致癌有一定的关系。他们会推荐比较安全的容积性泻药，乳果糖、聚乙二醇都是这类，这种容积性泻药一般不会有依赖性，它是使大便的体积增加而促进排便的。

• 怎么让一顿美餐不破坏减肥计划 •

在饭前或饭后一小时吃抑制肠道脂肪吸收的“塞尼克”——市面上就有卖的，是现在比较安全的一种减肥药——可以跟你的肠子竞争你吃进去的油，使吃进去的脂肪不被身体吸收，直接排出体外。这种药比较适合高脂肪饮食的人，要记住，它只抑制摄入食物脂肪的30%，不是100%，所以你吃得越多，剩下的那70%越多，还是一样会被身体吸收的。

这药是解决眼前问题，如果要减掉已经背在身上的肥胖，想比以前瘦，还是要考虑“西布曲明”。“西布曲明”就是巩俐代言过的“曲美”，需要医生的处方。它能帮你少吃，而且动员身体里的脂肪燃烧，吃下去后会有稍微心慌出汗的感觉，和甲亢有点相似。这个药就是模拟甲亢，通过增加能量代谢来减肥，使身体动用积存在体内的脂肪。吃这种药是为帮你进入一个减肥的良性循环。一两个星期后须逐渐地减少药物，最终还是靠自己管住嘴来保持成效。

---

4. 胃酸、口臭都是胃火惹的祸

元·朱丹溪《局方发挥》："平时津液随上升之气郁积而成，郁积之久，湿中生热，故从火化，遂作酸味，非热而何？"

津液随气上升而郁积生热，时间久了就要化火，口中酸味不是热引起的又是什么呢？

胃里有火的人，早餐最好不要喝酸奶，吃甜的、发酵的东西，因为这些食物火性都偏大，吃了会加重原就过量的胃酸，胃里像发酵了一样，有烧灼感（俗话说就是烧心），还会出现口臭，刷牙也不管用，因为症结不在牙上，而是在胃里。很多人遇到这种情况就去吃小苏打，简单地使胃达到酸碱平衡，其实这不解决根本问题。

我认识一个银行高管，工作压力很大，所以脾气很急，吃东西之后总是泛酸、烧心，早上吃点面包都难受，嘴里总是嚼着口香糖来掩盖口臭。他觉得自己是肝火，所以一直吃龙胆泻肝丸。他爱人发现了，吓坏了，非拉着他去医院检查肾，担心肾衰竭，因为曾经有过吃这个药导致肾衰竭的报道。

其实，即便是龙胆泻肝丸没有肾毒性的前科，这个人也吃得不对，虽然他的症状确实来自肝，但已经影响到脾胃了。在中医里，肝属于木，脾属于土。在五行中，土是木之母，所以木一定要在土的管辖之下，如果木这个儿子犯上作乱了，不孝顺了，就要克犯到它的母亲脾土，问题就来了。人生气了不想吃饭，就是因为肝木克犯了脾土。这个银行高管的反酸、烧心是肝火太盛，反过来克了脾胃。他的病不是龙胆泻肝丸单纯清泻肝火能解决的，还要兼顾到胃。

我向他推荐了加味左金丸，同仁堂就有，主药就是黄连和吴茱萸——经常口苦、吃东西后容易烧心的人，用它肯定比单纯地吃小苏打、胃速乐之类中和胃酸的药管用。只有解了肝郁，泻了胃火，胃才能不再受肝的“欺负”，泛酸的问题也才能根本解决。结果这个银行高管吃了三天就见效了。

口臭也是胃火重的典型症状。如果口臭、胃酸和便秘全都具备，诊断胃火就更是百分百了，可以马上吃黄连清胃丸，随着大便通畅口臭首先会消失。如果胃里泛酸明显，可以配合吃左金丸。

但要注意，有时候没有胃火的人也会有口臭，一般是在早上。我所在的报社位于北京一个写字楼，里面有很多外企白领，早上上班时经常在电梯里遇到她们，她们总是用最新款的香水，化很精致的妆，还会礼貌地用英文问早安，但她们一张嘴，我闻到了剧烈的口臭！每当这时我往往都要下意识地想：第一，她可能没结婚，没有近距离接触的人提醒她；第二，她肯定是没吃早餐。

研究发现：蛋白吃得多而糖类、淀粉类吃得少的人，体内的脂肪酸分解代谢明显增强，血中会产生一种酸性较强的物质，叫“酮体”。肝硬化晚期的病人，呼吸时会有一种类似烂苹果的怪气味，就是这种酮体过多，引起酮中毒了。这种情况也可伴随着饥饿产生，因为饥饿时脂肪酸分解代谢会增强，通常发生在早晨，尤其是不吃早餐的人会呼出很难闻的气味。所以，早上的妆可以不化，但早餐不能不吃，它的意义已不只是健康方面了，还会影响社交形象。

第六章　肺　火

民间育儿讲究“要想小儿安，三分饥与寒”，很符合中医理论。

“肺与大肠相表里”、“肺开窍于皮毛”，这两句话可以解释很多看起来毫不相干的现象：一个病人吃了感冒清热冲剂，意外发现，多年的便秘固疾就此痊愈了。一个生活讲究的公关女经理，因为皮肤搔痒去医院检查，各科转下来之后都没发现异常，最后的胸透结果，竟是肺癌晚期。这两个例子分别印证了肺和大肠、肺和皮毛的关系——前者是因为感冒药可以宣肺气，肺气宣则大便通；后者则触目惊心地提示了甚至被医生忽略的肺与皮肤的关系……

所以，要想不上肺火，从自身做起的最简洁办法就是保持大便通畅、胃肠轻松和皮肤的有效散热，这不过是“饥与寒”的学术性表达。而有足够科学原理支撑药物食物验方，可以帮助你去肺火——“上床萝卜，下床姜，绿豆鸡蛋黄汤”。

饱暖生肺火——不与帛绢夹厚温暖之服，恐妨阴气

元·朱丹溪《格致余论》："盖下体主阴，得寒凉则阴易长，得温暖则阴暗消。是以下体不与帛绢夹厚温暖之服，恐妨阴气，实为确论。"

人的下半身是属于阴的，感受寒凉则增阴气，感受温暖则消耗阴气。所以，不应该穿丝棉之类保温效果太好的衣服，谨防对阴气的消耗，这是非常明确的。

1．“要想小儿安，三分饥与寒”

古语说“饱暖思淫欲”，人解决了基础生存如吃饱穿暖之后就要想入非非了，如性欲，那毕竟不是生命之必需。对人体来说，过度的饱暖是要肇事的，至少要催生肺火。

这要从中医的五行学说说起。五行的顺序是木、火、土、金、水，具体到五脏是肝、心、脾、肺、肾。土能生金，属于土的脾胃是肺的基础，是肺之母。土如果有问题，会殃及金，若脾胃有火，肺也不能幸免，所谓“母病及子”。

老人带孩子都知道“要想小儿安，三分饥与寒”，只要一摸孩子手心儿热了，就要知道是吃多了，积住了，有胃火，稍不注意就会转为肺火，这时的孩子最容易得气管炎、肺炎。

导致肺火的原因还有衣服穿得过多，特别是孩子。北京儿童医院每年都要接收很多“复感儿”——这些孩子患了反复发作的呼吸道感染。一般12岁以下，每年上呼吸道感染要发生5～7次，或下呼吸道感染发生2～3次，有了这个频率才叫“复感儿”。究其根源是穿得太多，是捂出来的病。

朱丹溪在《慈幼论》里说，人16岁以前，“惟阴长不足，肠胃尚脆而窄，养之之道不可不谨。童子不衣裘帛。裳，下体之服。帛，温软甚于布也。盖下体主阴，得寒凉则阴易长，得温暖则阴暗消。是以下体不与帛绢夹厚温暖之服，恐妨阴气”。就是说孩子穿得多会导致火大，消耗真阴。

穿衣和肺火之间的关系，就是中医说的肺和皮毛之间的密切联系，原话是“肺开窍于皮毛”。有时候，脸或后背、前胸的皮肤会长一种很小的粉刺，一般情况下是肺火而不是胃火导致的，只有清肺火才能彻底治疗。北京中医院皮肤科的陈勇教授针对这类粉刺有个偏方：用芹菜和梨榨汁，在春天干燥时多喝，能减少粉刺冒头。梨和芹菜都是能入肺经清肺火的，还有补阴的作用，阴足了，火自然会降下去。

中日友好医院呼吸科主任张纾难接诊过一个女金领，年轻而漂亮，说她突然间觉得后背皮肤发痒得厉害，查遍了皮肤科、免疫科都没问题，最后做了全身体检拍X光片才发现肺里有阴影，居然是肺癌，且已经是中晚期了！正合乎中医“肺主皮毛，开窍于皮毛”的概念。

皮肤是有呼吸和散热功能的，衣服穿得过多或房间温度过高，皮肤的呼吸、散热功能肯定受阻，热出不去，郁在里面就成了肺火。有肺火时是最容易感冒的，一般比没有肺火的感冒要重，要复杂。因为人着凉时，毛孔是紧缩关闭的，中医说法就是“表气被束缚”，内里的火散不出去，感冒也就更重一层。

2. 城里人感冒多属“寒包火”

清·程国彭《医学心悟》：“其人素有郁热，而风寒束之，热在内而寒在外，谚云‘寒包火’也。”

人如果平素内里就有热，再感受风寒，热在内寒在外，就形成了民谚所说的“寒包火”状态。

现代人的感冒多属“寒包火”型的——就是外边受了寒，身体里面却有火。

人上火和自然界的火有共同特点，都是燃烧，都会有发红发热的现象。如果有鼻涕和痰，颜色一般都是黄色的，严重时清晨咳出的痰可能是棕红色的，这就是肺火的特点。很多人因此而担心是肺癌的吐血。

其实，真是因为咳血而发现的肺癌并不多，特别是女性，又不抽烟，她们如果得肺癌一般容易是腺癌；而腺癌往往长在肺的周边，不靠近气管、血管，所以首发症状一般不是咳血，甚至会是和肺癌挨不上边的症状，如前面说的皮肤瘙痒、关节疼、嗓子哑、失声等。因为肺癌在形成能通过 X 光检查发现的肿块前，已经在血液里分泌了异常物质，这些物质随血液流到身体其他部位，就产生了和肺癌初看起来毫无关系的“肺外症状”。正是这个原因，女性得肺癌更容易被误诊，被发现时往往都是中晚期。

这种令人疑惑的棕红色分泌液，是人经过一夜的肺火烧灼之后，肺内、咽喉部分的分泌液被浓缩的结果。

属于“寒包火”类型的感冒症状是发烧，全身皮肤发紧，汗很少，这是表寒；同时还有大便干、嗓子疼、呼吸时觉得自己的呼吸道是热的、痰和鼻涕发黄发红、舌头质地也很红、总觉得口渴咽干等症状，这是内里有火。治疗“寒包火”比单纯的着凉复杂，不清火，感冒就很难治好。

如果吃中成药，一般要用感冒清热冲剂或者通宣理肺丸，使身体微微发点汗，借以发散包在体表的寒气，用中医的话就是在“解表”。同时必须配合黄连上清丸或双黄连口服液之类，清内里的火热有时候要缓泻一下，才能内外兼顾。

这种年年都见的“寒包火”感冒趋势，说明肺火盛已经是城市人群难以避免的常态了，和屋子取暖设备过好、食物过分精良有很大关系。

肺与大肠相表里——泻肚等于清肺火

大肠的传导功能，有赖于肺气的肃降。肺气下降，大肠才能传递糟粕，大便得以通畅。二者在人体十二经脉和脏腑表里的互相联系上极为密切。

1. 感冒清热冲剂治好了顽固性便秘

唐宗海《医经精义》："大肠之所以能传导者，以其为肺之腑。肺气下达，故能传导。"

大肠的传导功能是要依靠和它相表里的肺，肺气能下达，大肠才能传导正常。

有个朋友是顽固性便秘，用过很多通便的药，都无效，后来有一次感冒了，吃感冒清热冲剂，发现那几天大便竟是从没有过的顺畅，从此感冒药成了她常用的通便药。这种奇特的疗效再次证明中医“肺和大肠相表里”理论的正确——只有保持肺气的宣畅，大肠传导糟粕的功能才能顺畅。对此，中医还有个很形象的比喻，叫“提壶揭盖”。

茶壶里的水如果是满的，只要盖子盖得严，水就很难从壶嘴倒出来，只有揭开了盖子，水流才能畅快。感冒清热冲剂里的荆芥和杏仁都是能宣散肺气的，等于是在揭开肺和大肠形成的容器盖子，糟粕自然就排泄出去了。因此，无论是因为气管炎、肺炎还是流感引起的发烧，只要大便不通畅，即便是烧退下来了，过一会儿体温还会再升上去。要想让肺火出去，必须保持大便通畅，因为大肠是肺火的排泄通道。大便不通的人容易长粉刺、痤疮，也是肺火出不去而壅滞在上的结果。

如果是因为呼吸道感染引起的发烧，患者本身体质不很差，可以用缓泻的药泻泻肚，病就好得快。其实，泻药用好了，能起到补药起不到的效果。

2. 两天三次大便最健康

张从正《儒门事亲》:“夫病之一物，非人身素有之也。或自外而入，或由内而生，皆邪气也。邪气加诸身，速攻之可也，速去之可也，揽而留之何也？唯脉脱下虚、无邪无积之人，始可议补。其余有邪积之人而议补者，皆鲧湮洪水之徒也。”

疾病并非人体素有的，或从外而入，或由内而生，都是邪气导致的。邪气侵犯到身体，需要快速地攻下去，凭什么把它留在体内？只有脉象已经出现虚脱而且没有外邪和积滞的，才可以考虑到补益。其他有邪气积滞的人考虑补养，都是类似鲧以堵来治洪水的办法。

金元时期中医四大名家之一的张从正开创了用泻药治病的先河。张从正从医时社会上流行温补。当时的人“闻攻则不悦，闻补则乐之”，医生便投众所好，即便遇到有积滞的、原就有内热的人，也想方设法地补，于是很多人补出病，补出火来。

在这个背景下，脾气张扬豪放的张从正提出了“以攻为补”，就是通过让病人出汗、呕吐、泻肚三个猛法去火，去除体内污垢，真是所谓“医如其人”了。

医书上对张从正的评价是“为人放诞，无端仪”。“无端仪”就是不守规矩、桀骜不驯的意思。他的治病理论很像他的个性，敢下手，讲究“以攻为守”、“邪去而内安”。他认为，只要把“非素有之邪”去了，人的正气就恢复了，吃具备杀伤力的泻药与吃善意可拘的补药能起到相同的效果。

张从正因医术高明，泻药用出了名堂，曾被召入太医院做御医。但他“无端仪”的个性受不了那里的规矩，不久就辞职回家，接着按他“君子贵流不贵滞”的准则开泻药去了。他对泻药的使用方法，非常适合饮食越来越精良、被饱暖涣散了生命力的现代人。

上海中医药大学的何裕民教授是科技部“十一五”国家重点支撑项目“亚健康”课题的第一负责人。他提出，过去人们一天一次大便最正常，但现在的生活背景、饮食条件下，以两天三次最好，使胃肠保持轻松的，不是揣得满满的，包括肺火在内的后患也就少了。“要想小儿安，三分饥与寒”、“要想长寿，腹中常清”都是这个意思。

具体到缓泄，现在有个纯大黄制剂，叫“新清宁”，还有两种成药，“麻仁润肠丸”、“麻仁滋脾丸”，可以在呼吸道感染时配合使用，以保持大便通畅为度。

3. 常用感冒药怎么分寒热

肺火容易在两个季节出现，一个是春天，一个是秋天。

中医理论认为“肺为娇脏”，因为娇，所以最容易被外邪感染，春瘟首先影响的就是肺，最容易出现的就是嗓子疼、扁桃体发炎，之后是咳嗽、气管炎、肺炎，流感也容易在此时发生。中医一般按“春瘟”治疗，如果自己吃药，应该选感冒退热冲剂、板蓝根冲剂、银翘解毒丸。按西医说是抗病毒，按中医说是清热凉血。

还有一种吃得更加普遍，是感冒清热冲剂，和感冒退热冲剂只一字之差。需要提醒的是，感冒清热冲剂其实不能清热，它更应该叫“感冒去寒冲剂”。这是一个典型的名实不副的中成药。它的去火作用很小，而散寒的作用很大，如果你只是嗓子疼，又没有发冷或发烧，用它还真可能是用反了，因为药里面有发汗的荆芥，是性质偏温的疏散风寒的药，吃了会上火，嗓子会更疼。

感冒清热冲剂不能清肺火，却能使被风寒闭住的肺气宣散开来。冬天穿得少了，着凉了，或者夏天被空调吹着了，身上感到发紧、酸疼，且没有一点汗，吃了感冒清热冲剂就能出身透汗。它是通过发汗使火散出去，并不能入里清热。

还有一种柴胡冲剂，和感冒清热冲剂的作用是相仿的，退烧效果更明显。

如果是因为着凉引起的感冒，只是头疼、体温有点高、身上发紧、没汗，可以不吃药，拿杯热茶去蒸个桑拿，或是用很热的水烫脚，烫到浑身微微出汗，再蒙头大睡一晚，第二天就轻松了。也可以吃一片阿司匹林或感冒清热冲剂，总之是吃了能出汗的药就可以——汗出了，外邪也就去了。

只要身体不是很虚，感冒了一定要适当出汗；如果不出汗，表不透，外邪就会入里。现在的人体质偏热的多，无事还三分火呢！邪一入里就更要化热了，这时候咳嗽会加剧，会把气管炎、鼻炎等毛病都带起来。

但是，如果肺火很重，咳嗽黄痰，有口鼻生烟的感觉，吃这个感冒退热冲剂不能治本，更适合吃的是双黄连口服液或者羚羊清肺颗粒加养阴清肺糖浆——前两个用来清热，后一个用来滋阴，阴不亏了，清热才有后盾。

中医治病向来分寒热，感冒咳嗽的药也一样。不搞清楚这个，简单的感冒能治反了，治重了。

温热性质的感冒药：

感冒清热冲剂、通宣理肺丸：这两种中成药适合天气冷时的感冒，即便当时有内热，有肺火，因为季节的原因，疏散体表的风寒总是必须的。没内热，肺火不重的，可以单独吃这两个药，出身透汗就好了；如果有肺火，也要和清热药比如黄连上清丸之类的配合使用，单纯清肺火是不够的。

寒凉性质的感冒药：

双黄连口服液：在春天又热又燥，流感、传染病流行季节感冒最适合用它。春天的感冒一般都是偏于风热的，嗓子疼、发烧也能同时解决。

羚羊清肺丸：它的清肺火作用比双黄连口服液重，因为药里有大黄和羚羊角，适合那些痰多且颜色发黄、感冒后鼻涕里带血、嗓子红肿且发烧，体温在38℃以上的人。这种人到下午发烧会严重，可以用一袋柴胡冲剂或感冒清热冲剂配两颗羚羊清肺丸，然后睡个午觉，症状会明显缓解。

银翘解毒丸：这个药主要是疏散风热的，对流感季节的感冒最适用。它的清肺火力量不及羚羊清肺丸，用来治疗春秋季节相对单纯的感冒发烧比较合适。

羚翘解毒丸：这个药的清火作用比银翘解毒丸略重，因为里面添加了羚羊角，现在羚羊角已经被水牛角替代，但对病毒感染引起的内热上火仍有效。

芎菊上清丸：主要治疗因为感冒引起的热性头疼，病毒感冒中偏热的多，但热又不是太重，方子中主要是疏散风热的草药，治疗头疼的药物很集中，所以只要不是因为受凉引起的偏头疼都可以使用。

止咳橘红丸：这个药适合用在慢性支气管炎复发时，特别是老年人。方子组成比较复杂，兼顾到的脏腑也多，肺脾都包括其中，照顾到脾是为了健脾化痰，减少“老慢支”的痰量。里面还有些去火的药物，比如石膏，适合慢性病的急性发作、合并急性炎症。如果是新发的上呼吸道感染，虽然也咳嗽，最好选择有解表的感冒药物，如通宣理肺丸，止咳橘红丸中的药物没照顾到这一点。

养阴清肺糖浆：这个药在干燥季节即使没有感冒也可以常吃，里面有很多养阴的药，去火的力量并不大。觉得嗓子干涩、发痒，鼻子干燥出血，都可以用它润燥，感冒后咳嗽不出痰时也可以吃，能润肺，使干咳减轻。如果真是发烧了，用它效果就弱，需要配清热的或散寒的药，此药只能帮助减少发烧引起的阴伤。

“防火”“防寒”之道

《叶天士医案》：“燥气上受，先干于肺，令人咳嗽。”

燥气伤人首先伤肺，引起咳嗽。

1．“上床萝卜，下床姜，绿豆鸡蛋黄汤”

《内经》：“饮食自倍，肠胃乃伤。”

过度饮食，肠胃就要受伤。

姜良铎教授有几条养身经验，其中就有少吃，以减少肠胃的负担。这位对毒、火的治疗都非常在行的中医专家认为：“少吃为养，多吃为毒。”毒可以化为五脏六腑的“火”，因为体重增加一公斤，心脏、肝脏、胃肠都要为养它增加成本，心脏会加倍地泵血，肝脏要加倍地解毒，所以少吃很重要。

他总结出几个比例可供大家参考：

65岁以上的人吃五成饱，55～65岁之间吃六成饱，45～55岁之间吃七成饱，35岁时吃八成饱，30岁以前吃九成饱。总是欠一点。吃多了，特别是冬天吃多了，消耗的机会很少，就要积蓄下来，到了春天就要找个薄弱点突围，成为肺火的发源地。

除了饮食节制，保持胃肠轻松还有个办法，就是多吃萝卜。注意，是白萝卜、水萝卜，而不是胡萝卜。因为胡萝卜本身不是萝卜，没有萝卜的消食作用。

中医有条养生经验，叫“上床萝卜，下床姜”，就是说睡觉之前多吃萝卜，起床之后多吃姜。睡觉前吃萝卜是为了保持胃肠的通畅，不要带着一肚子积滞入睡，也就不会上火；吃姜是为了散寒，起床之后就要接触外界，遭遇寒气湿气，常吃姜能对受寒防微杜渐。

萝卜是助消化的，萝卜子在中药里叫“莱菔子”，常用在饮食积滞时。萝卜是很民间的食物，由于意识到它的好，就粗粮细做把它端上了皇帝的饭桌，用鸡鸭汤煨着，既遮了萝卜的荤气，又发挥了它的保健功效。

说到去火排毒，姜良铎博士还推荐一个自己常用的方子，在刚开始供暖、屋里温度增高或春天刚到来、气候开始温暖干燥时应用，叫“绿豆鸡蛋黄汤”。就是将绿豆煮到刚开花的程度，这时候汤已经变绿了，用变绿了的汤冲鸡蛋黄，没有糖尿病的可以加点冰糖，每天喝上两次，解毒去火的效果非常好，对于春天干燥温热带来的上火、干咳、口干、唇舌干燥很有效。

鸡蛋黄在中医里是入药的，可以滋阴泻火。有个经典方子叫阿胶鸡子黄汤，其中鸡子黄就用了两枚，方法是将其他药物煎好后，用药汤趁热把新鲜的鸡蛋黄冲熟了喝，治疗阴虚导致的头目晕眩、舌红苔少等阴液被虚火灼伤之后的状态。

民间老百姓也常用鸡蛋黄治病，长期慢性的咳嗽又没什么痰的，临睡前用开水加冰糖把一个生鸡蛋黄冲熟，趁热喝下，对干咳有安抚作用。这种咳嗽一般是生病日久伤了阴，鸡蛋黄起滋阴作用。特别是那种已经没有炎症、化验血象时白细胞也不高，但就是咳得能把胸都震痛的时候，冲鸡蛋黄喝的效果很好，因为那时人体已经进入了需要用养阴来善后的阶段。

一提鸡蛋黄大家就会想到胆固醇，姜良铎博士反复强调的一个概念是：鸡蛋黄不等于胆固醇；一天食用不超过 4 个鸡蛋，就对胆固醇没太大影响。国外的相关研究很支持姜良铎博士用鸡蛋黄治病的学说，这个研究发现：血浆总胆固醇太低，死于其他疾病的可能性就增加。我国的相关调查也显示：当血浆总胆固醇≤140mg/dl（我国将血浆总胆固醇≥180mg/dl 定为正常血脂上限），老年人的预期寿命并没有增长。也就是说，在胆固醇上过分的忌口是防御过度。

有个老中医，每到春天，他就由喝茶改喝芦根茅根水了，至少要喝一个星期。就是从药店买回芦根 20 克、白茅根 20 克，煮水当茶喝，可

“防温病”。我后来也效仿，喝起来有草的清香，且带微微甜味，喝后确实很舒服。如果你觉得自己开始上火，或是天气干燥得让你浑身不舒服，皮肤好像干得起皮，喝这种芦根水很有帮助。毕竟“肺与皮毛相表里”，肺得滋润了，皮肤也就不那么干燥了。

《温病条辨》是清代吴瑭写的，其中少不了清热去火的经验。现在我们治疗热伤风、热性感冒用的桑菊感冒片、银翘解毒丸的雏形这本书里都有。书里有个方子对清肺降火非常有效，是由梨汁、荸荠汁、鲜苇根汁、麦冬汁、藕汁或甘蔗汁配制的，叫“五汁饮”。如果你发烧，或发烧刚退时口干舌燥、大便干燥、小便也发黄，乃至心烦意乱的，喝它能很快起效，因为五种药物也是食物，全是入肺经的，去肺火非常有针对性。

2. 上班族滋肺养胃绝招

《内经》:“秋伤于燥，上逆而咳。”

秋天最容易被燥所伤，燥伤之后就要咳嗽。

秋天易伤肺是因为气候干燥，特别是北方，秋天是“燥金主令”，燥气首先伤肺，所以秋天的咳嗽一般都是干咳无痰，再就是口干舌燥，养阴清肺糖浆、秋梨膏、蜂蜜应该在秋天常备。

上班族很忙，只要计划好了并不耽误保养。上班前用凉水把银耳泡上，用凉水泡的银耳炖起来容易出胶；下班回来后把泡好的银耳放到电沙锅里炖，炖到六分烂时，把带皮的梨切成块放进去一起炖，然后把沙锅调到保温钮，加适量冰糖，第二天起床时就能吃上一杯银耳羹了，接下来的一天你会感到干燥状况明显好转。银耳冰糖梨水或银耳羹应该是秋天的主打保养品。

还有一道沙参玉竹鸭汤，很适合温燥时滋养肺胃。沙参和玉竹都是入肺胃经的养阴药，在治咳嗽、嗓子干疼的药物中总会用到。可以在药店各买15克、20克，再将半只鸭子用水焯过，去掉血水，和沙参、玉竹一起放在沙锅里煲汤，煲到鸭肉熟了、汤变浓了就可以了。

煲这种汤时，不要加葱姜等任何作料，只用沙参和玉竹，汤煲好后只加盐来调咸淡。这种汤会带有香米的自然清香，煮熟的沙参和玉竹也很好吃。这种汤在燥热难耐时非常适合，因为沙参玉竹是滋阴的，兼有清热作用，鸭子比鸡的性质要偏凉，和沙参、玉竹配绝对没有上火的问题，平补之中略带清热的作用。

3. 手指放血能去肺火

我怀孕5个月时，平时就好发炎的扁桃体发炎了，是典型的肺火。孕妇比平常人更容易上火，因为在怀孕早期体重一般已经增加10%了，增加的都是脂肪，这是为了孕育新生命准备的能量。脂肪增加了，就多了上火的条件，何况本身就是容易上火的人——以前基本上每年都要因为扁桃体感染病几次，发烧、嗓子疼、头疼得好一阵折腾。

因为是怀孕，去火药、消炎药都不敢吃，就想起了针灸课上讲的放血。中午吃完饭就闭着眼在少商、商阳两个穴上用三棱针扎了两针，挤出几滴血，又喝了一大杯冰糖梨水，然后就踏实地睡了个午觉。连我这学中医的也没想到，穴位放血的办法能这么灵！一觉醒来，一直疼得不敢咽吐沫的嗓子轻松极了。我乘胜追击，使劲喝水，什么药也没吃，就把一场眼看要“燎原”的肺火遏制住了。

少商是肺经的井穴，井相当于源头的意思，位于拇指的桡侧指甲角旁。商阳是大肠经的穴位，位于食指桡侧指甲角旁。刺少商是清肺火，刺商阳相当于吃通便药，把肺经的火从大肠排出去。用三棱针点刺这两个穴位放血，对急性的咽炎、扁桃体炎、扁体化脓非常管用，效果比吃药要快得多。

清肺火，刮痧也很有效。肺火引起的感冒、发烧，一般体温很高，咳嗽痰很黄，舌头很红，可以从后背督脉的大椎穴，一直从上往下刮到至阳穴。

大椎穴就是脖子后边，低头时最突起的那个锥体周围。大椎穴有很好的清热解毒作用，可用力刮几下，使这个部位发红。如果肺火重，这个穴位很快就发红出痧了。出痧后多喝水，不要让刮痧部位着凉，再睡个好觉，你会觉得轻松很多。

一般情况下，这种去火的刮痧，要在以前的痧消退时再刮。已经出的痧，一般要 5 ~ 7 天才会消退；到了痧消退、摸起来不是特别疼时，可以再进行第二次刮。如果属于保健性质的，每天刮刮自己，就不要求出痧，每天轻微刺激就行。

第七章　虚性之火

被一顿补脾药做作料的红焖羊肉治好久咳，提示我“久病无火”、“久病必虚”。

一个因为过量服用性质寒凉的抗生素引来的“真菌性鼻炎”病例，再次显示了人体之“火”的珍贵：“久服寒凉者，如饮鸩蜜，只知其甘，不知其害，亘古以来，死者如麻。”

吃利尿药、去火药无效，马上要手术切除增生的前列腺，这时候中医大师刘渡舟开出红参方，使一直因为前列腺肥大排不出尿的老人绝处逢生，真如《内经》所言：“膀胱者，津液藏焉，气化则能出焉。”

每到周一忙起来就发低烧，每月都要发作的口腔溃疡，去火药治不好，却被补药——补中益气丸、六味地黄丸给治好了。名医李东垣的“甘温除热”的治虚火大法效验非凡。

治疗虚火绝对不是去火药能管用的。

脾肺气虚

《素问·六节藏象论》："肺者，气之本。"

肺是气机的根本。

1. 被红焖羊肉治好了的久咳

红焖羊肉的味道比水煮鱼要温和，不是刺激神经的辣，而是一种温暖的厚味，吃着就觉得很补，特别适合那种原本就胃怕冷、吃点凉的就绞痛的人（当然，要拿掉辣椒）。

我始终对北京数年前流行的红焖羊肉心存感激。就是用既是中药又是作料的砂仁、肉蔻、干姜、当归、红枣、肉桂之类炖羊肉，然后用青菜、豆腐在汤里涮着吃。那几年一到冬天，北京几乎每个餐厅都有这么一道菜，大家围着吃得浑身冒汗，既解馋又过瘾。

红焖羊肉的味道比水煮鱼要温和，不是刺激神经的辣，而是一种温暖的厚味，吃着就觉得很补，特别适合那种原本就胃怕冷、吃点凉的就绞痛的人（当然，要拿掉辣椒）。

我那年感冒着凉发烧，当时手边没中药，就吃了点感冒胶囊和青霉素，生生把发烧压了下去，其实并没完全把寒邪表散出去，被闭在里面了，后来烧是退了，却有了咳嗽的后遗症。

一开始是干咳，咳得气管都疼，好不容易咳出点痰了，疼的程度才减轻，但仍每天咳嗽。最初咳嗽的声音很大，抑制不住地冲出喉咙，到后来，都给咳没劲了，声音也小了，但就是止不住。这个过程中，我吃过多种西药、中药，但始终没把咳嗽控制下来，为了少给脾胃增加负担，我吃了一个月的素，但仍是咳。那应该是我病程最长的一次生病。

那天突然特别想吃红焖羊肉。也许是因为忌口多日，肚子里实在没油水了，我冒险吃了发烧后的第一顿饱饭！就在北京皇城遗址公园附近，当时一边吃一边担心咳嗽会“反攻倒算”。

我是个特别容易上火的人，一般吃水煮鱼前，我都会先吃黄连清胃丸，用去火药抵挡就要被辣味激发起来的火。但那顿红焖羊肉吃得特别舒服，自己好像都感到了有东西在温养身体，而久治不愈的咳嗽从那顿红焖羊肉之后居然莫名其妙地好了！

后来，我和专治慢性咳嗽的中日友好医院呼吸科主任张纾难聊天，他一点不以为奇，说那带着各种温热调料的羊肉，实际相当给虚人开的一服补药。我平时属易上火的体质，那么久的咳嗽已咳得肺虚了，从肺虚又导致了脾虚，红焖羊肉正好是补脾的。

中医里的脾属于土，肺属于金。五行的顺序是木、火、土、金、水，就是木生火，火生土，土生金，金生水。脾是肺之母，肺气不足时要用培育脾土的方式来补，类似“母肥儿壮”的道理，比单纯补肺气更能解决根本问题。比如孩子反复感冒咳嗽或气管炎，中医开方子不会直接治肺，而是要用启脾丸之类的方子做基础，先从补脾开胃下手；孩子开胃了，能吃了，消化好了，感冒咳嗽自然就少发生。

有的人特别易感冒，且平时出汗很多，中医一般认定为肺气虚，会给他开玉屏风散，现在药店里的成药是玉屏风口服液，名字的意思就是要在身体外边搭起一道屏风来保护。其主药是入脾经的黄芪、白术，再配一味入肺经的防风，其实是重在补脾，能有效地提高抵抗力，预防呼吸道的感染，就因为通过补脾强健了肺气。

我被久咳咳虚了的肺气，当时正等着补脾，红焖羊肉恰恰起到了这个作用。后来朋友再有类似情况发生，我就向他们推荐这个办法，把其中的辣椒去掉，用能温补脾气的作料如桂皮、砂仁、生姜、豆蔻、小茴香等，药性都是偏温的。平素脾虚的人，拿这个作为药膳也很合适。

当归加羊肉也是一个名方，发明权属于明朝张景岳，叫“当归生姜羊肉汤”，专门给到了冬天手脚发凉、怕冷、面无血色的瘦弱女人准备的。

• 当归生姜羊肉汤 •

到药店买20克当归，平时做菜用的生姜约30克。将一斤羊肉洗净后用刀顺切成大片，放在沸水锅内焯去血水，捞出晾凉。最好用沙锅，内加清水，把羊肉下锅，再放进当归和生姜，用大火烧沸后，把上面的浮沫撇掉，改用小火炖约一个半小时，可以加一点黄酒，既去羊肉的膻气，又有活血补气的效果。羊肉熟烂了，吃肉喝汤。

这个方子最早是治疗产后虚寒腹痛或虚寒性痛经，能改善虚寒的体质。所以，即便没有原方要求的症状，只要你是虚寒体质，吃了就会有益。可以从立秋后就开始吃，冬天常吃。冬天，人体的消化功能是很强的，夏天消化不了的东西到冬天都能消化掉，正是通过食补改善体质的大好时机。

2．去火去出了真菌性鼻炎

祝味菊《伤寒质难》:“久服寒凉者，如饮鸩蜜，只知其甘，不知其害，亘古以来，死者如麻，茫茫浩劫，良可痛也。”

久服寒凉性质的药物，就如同喝含有鸩的蜜，只知道它的甜味，不知道它的危害。从古到今，因为这个问题死的人很多，实在令人痛心。

张纾难教授每天和咳嗽病人打交道，他认为，真正需要足量抗生素来治的咳嗽一般都是老年人，当他们肺部有明显的细菌感染时，比如说化验血时发现有白细胞增加有发烧、X光发现肺部阴影等炎症指标出现时，要使用抗生素，而且一定要足量，时间要足够长，治就治个彻底。

因为老年人抵抗力低，不控制彻底容易出现合并症。所以，有经验的医生治老年人的肺部感染如肺炎、气管炎，抗生素要用到烧退了、血象恢复正常、痰色也变浅变淡了之后，还要继续使用一周或3天。

而年轻人的慢性咳嗽到后期就很少有炎症。钟南山教授不止一次地说，感冒咳嗽需要用抗生素治疗的为数不多，很多咳嗽并不是因为肺部和气管的炎症，甚至根本不是肺或气管的事，比如食道返流、鼻炎引起的滴漏都会造成咳嗽，特别是躺下之后更严重的咳嗽，很可能并不“发自肺腑”，这时候用了抗生素不会起效，还会引起菌群失调。

我有个表弟，有一次患感冒，医院给了大量的抗生素，结果引起了身体内的菌群失调，真菌感染，他得了真菌性鼻窦炎。就是说，就是引起脚气的真菌感染到鼻子里了。

脚气不是大毛病，一般的鼻炎也可以通过药物或脱敏而治愈，但如果是真菌感染的鼻炎，问题就复杂了，药物治不到那里去。真菌喜欢生活在缺氧、潮湿、阴暗的地方，只要不改变这个环境，真菌就始终旺盛生长，唯一的治疗办法是手术治疗。

他总闻到臭鸡蛋味儿，那就是真菌在吞噬鼻组织时发出的味道。别小看真菌的力量，它是会吃掉被感染组织的。有的女性得了真菌性阴道炎，会感觉比其他种阴道炎疼痛要明显，那就是真菌正在吃掉局部的黏膜组织。

贴在表弟鼻子上的真菌，如果不加以控制，可以继续吞吃颅骨，直接影响到大脑！这是我见到的因为抗生素滥用最惨痛的教训了。

抗生素和去火药一样，性质偏寒，针对的是感染的急性期。到了感染性疾病的后期，或者急性病转慢性之后，已经很少有火的问题了。无论得病前这个人的体质如何，因为疾病的消耗，也会逐渐地由实向虚转化，所谓“久病无实”就是这个意思。这个时候再吃去火药和抗生素肯定无效，而且还有后患，因为人已经无火可去、无炎可消，再去就是在去正气，泻元气。“元气一伤，百病丛生。”这是中医理论，也是百姓的生活经验。

3．别拿“胃喜为补”的古训为嘴馋辩护

想来那次对红焖羊肉的馋，也是中医讲“胃喜为补”的表现吧！“胃喜为补”的正确意思不是嘴馋什么就是身体缺什么，它的真实含义是：人想吃什么而且吃了之后很舒服、没后患，就说明你吃到了你身体之需。

中医大家、北京中医药大学终身教授王绵之先生开方子就很注意“胃喜为补”。现在很多小孩吃的王氏保赤丸就是王教授的祖传秘方。王氏保赤丸是南通名医王胪卿在清道光年间配制的儿科秘方，祖传了九世。新中国成立后，王绵之将其公之于世，现在药店都有卖的。此药对孩子的消化不良、四时感冒所引起的发热咳嗽、脾胃虚弱引起发育不良都很管用，就是老百姓习惯给孩子吃的“小药”，作用很平和。脾胃虚弱的成年人也可以当做保健药来吃，加大剂量。

王教授给病人开补药，如开阿胶、山萸肉之类，第一剂之后要问病人的胃口，如果胃口还好，就说明可以继续吃补药；如果吃了第一剂就连饭都不想吃了，就说明补过了，因为胃不喜了，再补就不是补，而是堵了。

对于每天被美食诱惑的现代人来说，执行“胃喜为补”时还要体会一下：若你已经吃过饭了，突然有了免费去吃200元一次自助餐的机会，那里有昂贵的生蚝和哈根达斯冰淇淋，如果那时候你还想吃，那肯定就不是“胃喜”，而是嘴馋了。

判断你是饿了还是馋了，也很简单：只要你连原来不想吃的东西都觉得很香，那肯定是饿了。所谓“晚食以当肉”就是这个意思，饿的时候吃什么都香；反过来一般也成立，吃什么都香时才是真的饿了。

气虚生热

《内经》："阴虚内热奈何？岐伯曰：有所劳倦，形气衰少，谷气不盛，上焦不行，下脘不通，胃气热，热气熏胸中，故内热。"

阴虚内热是怎么回事？岐伯回答：因为劳倦、气虚、胃气不盛、上焦下脘不通畅、胃气郁热、熏蒸，所以产生内热。

1. 周一必发的低热综合征

中医有两个和常规感觉不同的治病诀窍，一个是用补药去火，一个是用泻药进补。

有个朋友是某网站的总编辑，年薪 40 万元，但先是没时间消费，后来是没精神消费，因为她总觉得很累。每天工作就已经精疲力竭了，如果晚上再有个约会，就要生病，一般是发低烧。而且，她每到周一下午就要出现浑身发热的感觉，因为星期一是她最忙最累的一天，白领常有的“周一综合征”在她这里最典型了。她一直以为是写字楼的屋子密闭，燥气使她上火。但是，有上火的燥热，人会在凉快的地方待着，也不怕风，即便体温高，一开窗散热就降了。但她的体温会一直持续到晚上都在 37℃左右，觉得很疲惫，怕风吹，更不敢开空调。

她这个症状普遍存在于办公室人群中，特别是女性，她们上的是虚火，是气虚造成的。后来，她吃了 3 个月的补中益气丸，每周一下午的低烧终于有了改观，现在也不像以前那么怕风吹了。

对改变体质的中药调养，大家必须有个心理准备，至少吃到两个月才会明显改变。特别速效的就有嫌疑，很可能是一种假象，并非治在根儿上，因为一种病理体质的形成也非一朝一夕的事。

中医有两个和常规感觉不同的治病诀窍，一个是用补药去火，一个是用泻药进补。前一个是脾气温和的李东垣的观点，后一个是性格张扬的张从正的理论，都能达到很好的效果，因为是根据人的不同体质、疾病的不同性质下药的，方向都是使人体恢复阴阳平衡，异曲同工，殊途同归。

中医名家樊正伦教授有个方子适合虚体质、没火可上的女孩子吃。中医进补是要依性别而异的，女性重在补血，身体弱的女孩子在冬天以补血为主，可以自己制作益血养颜膏来吃。这个方子是：山东阿胶500克，冰糖250克，大枣250克，核桃仁250克。把核桃仁打碎，把大枣用水泡一泡，去掉核。然后将黄酒、阿胶、大枣、冰糖、核桃仁一起放在一个瓷碗里蒸。在节气“小寒”前后的两个月里，身体弱一些的女孩子都可以用这个药，每天一勺到两勺，用温开水化了服用。每年冬天，只要不感冒发烧，这个膏可以长期吃，对皮肤的肤质和光泽都有好处。

人只有在气血充盈时才能显出气色好来，显得年轻，所以说是“吃在脸上”而不是“化在脸上”。通过遮瑕膏、粉底霜（好像现在还有一种“猪油膏”）的粉饰，能把皮肤的毛孔填平，看起来显得很细腻，化的妆像瓷一样细腻，所以叫“瓷妆”。这个技术是从擅长粉饰的韩国传过来的，但不管技术多高明，只要是涂抹出的，就肯定没有正常的光泽，不生动，没有气血充盈带来的气色有活力。

樊教授解释道：“阿胶是驴皮熬成的胶，紫色的，既补心又补肾。核桃仁长得像人的大脑，既补肾又益脑。大枣，外面红，里面黄，可以健脾胃。加黄酒是为了运用酒力促进这些黏腻膏类的吸收。”

2. 复发性口腔溃疡不是上火

李东垣《兰室秘藏》:“伤其内为不足，不足者补之。”

内伤导致的虚弱、不足，要用补药补益。

前面说的那个网站高管还患有复发性口腔溃疡，但她的口疮面和舌头都没实火口疮那么红，一看就属于虚性的溃疡，吃了许多去火药，始终无效。

北京大学口腔医院，特意为复发性口腔溃疡这个难治病设立一个口腔黏膜科。虽然医院里都是西医，但大家对中医常说的“虚”啊“实”啊的已经出口成章了。因为他们发现，口腔溃疡其实是种全身疾病的局部表现，若用药物治，也不会只局限在患部，而是用驱虫药“左旋米唑”——发现此药有很好的免疫调节作用，用在不是上火引起的复发性口腔溃疡效果很好，类似中药，要调节全身的阴阳平衡才能起效。

医生的经验是，属于实火的口疮一般多见于青壮年，溃疡的程度重，数目也多，溃疡周围的黏膜红得厉害，肿的范围也大，舌头一般比较红，舌苔比较黄、比较厚。而属于虚火的口腔溃疡就似这个网站总编辑。治这种虚火性口疮，中医在《黄帝内经》诞生的年代就给出了治疗准则:“劳者温之”，“损者温之”。

“劳”和“损”是指劳累对身体的损伤，以前是劳力，现在是劳神。劳神之损肯定大于劳力之损，否则随着经济发展、现代化的程度提高，现在的人就不会比古人会还要虚!

是名医李东垣把《内经》“劳者温之”的概念落了地。金元时期的四大名医中李东垣是最典型的儒医，忠厚，端庄，虽有万贯家资，但向来循规蹈矩。有怀疑他操守的人曾设下圈套请他去赴宴，席间让妓女轻浮挑逗，脾气一贯温和的李东垣当即大怒，将被拉过的外衣当场脱下烧掉，愤然离去。所谓医如其人，李东垣的稳健、温和，适合治疗非一日之功的慢性、虚性疾病。大家都熟悉的补中益气丸，就是他把《内经》的准则落地而成的具体方子，正好适合“周一综合征”或复发性口腔溃疡的人，其症结都是因为气虚。

有些口腔溃疡反复发作，且伴有口渴烦热、舌头发红、舌体偏瘦的，就属于阴虚了，适合用六味地黄丸做基础来开方治疗。六味地黄丸还有一种水丸制剂，小粒的，可以含在嘴里尽量和溃疡面贴合，效果很好，等于口服和上药兼顾了。

元气虚衰

元气是由元精（父母之精）所化生，由后天水谷精气和自然清气结合而成阴气（精、血、津、液）与阳气（卫气、宗气、营气、脏腑之气、经脉之气）组成。“气聚则生，气壮则康，气衰则弱，气散则亡”。阴气主物质，阳气主功能，阴阳二气相互转化。元气是生命之本，是生命之源，元气充足则健康，元气受损则生病，元气耗尽则死亡。如果人体元气不足或虚弱，就不能产生足够的抗体或免疫力去战胜疾病，因此造成死亡。

1. 一根红参代替了前列腺切除术

《素问·灵兰秘典论》："膀胱者，州之官，津液藏焉，气化则能出焉。"

膀胱是藏津液的地方，气化有力才能使津液排出。

用补药去火我还有个亲历故事。

我爷爷80多岁时因为脑血栓住院，最初治疗时插过尿管，到后来拔掉尿管却尿不出来了。医生说老人可能对尿管有依赖了。最初他们是按尿路感染治的，开抗生素，也给开过中药，我记得是分清止淋丸那类有去火化湿作用的中药。因为无效，最后建议做前列腺切除手术。爷爷年纪大了，未必经得起手术，而且我们也见了很多手术后仍旧小便困难的人，如果爷爷也是那种情况怎么办？父亲自然不同意做手术。

没辙了，我回了趟母校，找了当时还在校门外"国医堂"出诊的刘渡舟教授。他对张仲景《伤寒论》研究应用到了出神入化的地步，学生都称他是"刘渡老"，现在中医界很多旗帜性的人物都是刘渡老的弟子。

刘渡老看病很从容，话不多，但只要问就肯定命中要害。他听了我爷爷的情况，示意抄方子的弟子："用红参！"红参就是把生人参晒干、蒸熟，脱水炮制，所以比一般生晒参要组织致密，性质更热，在补虚方面劲儿大，适合老人及久病体虚的，能大补元气。但在北京，天气干燥，很少有医生给病人开红参，一般都忌讳用它会上火。我叔叔问刘渡老："家里的白人参行吗？”刘渡老看了他一眼，继续强调：“红人参！让老爷子喝水！”因为尿不出来，爷爷一直忍着不喝水，这时接了刘渡老的“圣旨”，当时就要水喝。

我早就知道刘渡老的学识，但还是第一次见到他的笃定，当时就觉得爷爷不用去手术了。那个方子很简单，就几味药，基本上是补药。叔叔是北京人，对上火有天然的警惕，将信将疑地看着爷爷把药吃掉，怕火上大了，尿更出不来了。谁想到，到了晚上爷爷就能自己排尿了，而且居然不用导尿管。那是爷爷经过去火治疗半个月后第一次自己排尿，也是我第一次真正体会到“甘温”补药的功力，真的可以把虚火去掉，通过提高膀胱的气化能力使小便排出去。

尿不出尿在医学上称为“尿潴留”，在中老年男性很常见，一般是前列腺增生引起的，堵住了尿道口。如果严重，要切除前列腺。有的人即便是切了，过了一段时间还是尿不出来，因为肌肉失去弹性了，这也是人老之后的一种必然情况。

很多人没动手术，吃前列康，效果不错。这是因为前列康的成分就一个：花粉。小蜜蜂采集的花粉，有花植物雄蕊中的雄性生殖细胞，它不仅携带着生命的遗传信息，而且包含着孕育新生命所必需的营养物质，是植物传宗接代的根本、热能的源泉，类似中医入药的各种种子，里面储存着能量和火力。在中医里，花粉属于温肾壮阳的药物，吃花粉能利尿，和刘渡老给爷爷开红参的道理是一样的，都是通过壮人体的阳气、火力，把尿推出去。

在中国最早的一部药物学专著《神农本草经》里，就有松花粉和香蒲花粉的记载，说这两种花粉气味甘平、无毒，能“治心腹胀热邪气，利小便，消淤血，久服轻身、益气、延年”，有抗衰老的作用。所以，老年人有前列腺增生问题，我一般推荐前列康或直接吃纯的蜂花粉，效果比做手术切除前列腺不差，因为它的作用符合中医理论，叫“温阳利水”。

2. 阴虚之火是种回光返照

元·朱丹溪《丹溪心法》："相火易起，变化莫测，无时不有，煎熬真阴，阴虚则病，阴绝则死。"

相火很容易引发，一发则变化莫测，从而煎熬真阴，使人因为阴虚而发病，因为阴绝而死亡。

我曾经带一个肝硬化病人到北京中医医院，找的是名医关幼波的弟子。她看了病人的情况告诉我不太好，因为他阴虚太明显了，舌头红得厉害。和他一起候诊的另一个病人，比他看着严重，面无血色，虚得连眼睛都睁不开；医生指着那人说，别看他虚，但他是阳虚，反要好治。

人死之前总有一个突然变好的阶段，可能是几天也可能是几小时，会变得有精神，一改之前的衰弱状态，这叫"回光返照"，其实那是在把自己最后的一点阴精转化为生命力，以这种代价显出一点生机。其实是虚火浮越的表现。但这是最后的生机，之后就阴阳俱虚，生命不保。

慢性病属阴虚的比较麻烦，不仅虚而且有火，补的时候有顾虑，不补不行，补多了怕再伤阴。更重要的是，阴虚还是病进展的标志，说明疾病开始耗竭身体了。

中医说的阳和气都指的是功能，只是气虚比阳虚程度轻。功能不行时会影响身体的营养供应，叫"阳损及阴"，比如脾气虚引起的贫血，一开始肯定是阳虚、气虚，人没精打采的。消化不好，慢慢就会发生贫血、血虚，也就从阳虚到阴虚了。阳不足对人体的损伤属于第一回合的，是制造不足，虽然虚，但虚得单纯，可以通过补来改善。"阴损及阳"就比较严重了，属于第二回合，疾病开始消耗身体，一方面要补，一方面还要使疾病停止损耗。如果不控制，很快就会伤到阳气，等到阴阳俱虚的阶段就危险了。这种阴虚有火有点像生命垂危的病人出现的回光返照，看着疾病见好，好像有火力了，实际上那是靠燃烧自己才产生的最后火力。

男性性功能障碍时会出现阳痿、早泄、腰腿怕冷之类的衰弱症状，一般都是阳虚。除非他是先天不足或大病初愈，体质还没恢复，否则一般阳虚前会有一段性欲亢进的异常阶段。对性功能来说，那种亢进就是一种性机能的回光返照，是性功能走向衰弱的信号。如果在此时不节制或不及时服用抑制性欲、压制虚火的药物，如知柏地黄丸，不久可能就要进入全面衰退阶段。

杜甫得的是糖尿病，从他诗中写的几个细节，能看出他的病由阴虚发展到阴阳俱虚的过程：

“大江不止渴”还是虚火上炎阶段，火把身体里的精华烧干了，喝进去的水马上被火蒸发，所以会出现剧烈的口渴。

“病身虚俊味”是虚火伤阴了，比“不止渴”进一步发展了，属于阴虚。

“临餐吐更食”就是已经阴损及阳了，伤到了胃气。阳气受累，胃气败了，没有消化水谷的能力了，所以才会呕吐。

“春生更无力”和“卧久尘及屦”是人已经虚到不能下床走路的阶段，显然是阴阳都虚了。

所以，慢性病（不只是糖尿病）只要出现阴虚，如消瘦、低热、腰腿酸软、口渴、舌质很红等等，就要抓紧治疗，这是个疾病质变的关键点，抓不住就会急转直下。

第八章　不吃药的去火妙法

癌症病人中有人不幸又得了精神分裂症，失去了正常意识和人格。医生们发现，多年之后，这些精神病人的癌症却好了。

美国最新研究发现，罹患“唐氏综合症”的人是不得癌症的。

由各种原因导致的老年性痴呆患者，只要不让他们遭遇意外伤害，他们可以比正常人活得更长。

这三种人有个共性，都是通俗意义上的“脑子不够用”、“没心没肺”，恰恰是这种“没心”的状态，给了身体本能体现价值的机会。西医学鼻祖希波克拉底早就说过：“最好的医生是身体的本能。”

所以，要想不生病、不上火，就要拿掉“病”字卜那个和“丙”字相对应的“心”！虽然不至于为了健康失去正常的精神和智力，但通过你的精神和智力有意识地放宽心还是能够做到的。

不动心就能不上火

老子说："人法地，地法天，天法道，道法自然。"这是养生的终极目标，人归根到底是要顺应自然的。要想"法自然"，就要去掉心对身的干涉，去掉人的意识对身体的干涉，让脑子管得少一点。最好的办法就是入静。

1.70% 以上的病由心而生

现在的疾病已经被认定，70% 以上属于“心身疾病”，这些病都是从“心”上得的，是脑子想得太多导致的。

先来看婴儿的例子。儿科医生向来反对婴儿一哭父母就来抱，要求让婴儿多哭几声以便于他们增加肺活量。但医生也会告诉父母，特别健康的婴儿是很少哭的，甚至不哭，他们只会呀呀发声，因为他们身体没有任何不适，没有反映身体不舒服的负性情绪，也就没有需要宣泄的地方，所以很少哭闹。这就说明，任何人的心情都是身体状态的直接反应，身体健康则心情自然就好，反过来，心情不好肯定要拖累身体。

苏联科学家很早就发现了：人的大脑可以产生数百万种神经肽，这些内分泌物质，不仅在两个大脑半球之间传递信息，而且还将大脑的信息传递给全身，从而影响全身的内分泌腺和器官，使整个身体完成大脑的指令。这就是心理影响生理、心情左右身体的具体过程。用中国人的俗话说，就是“病由心生”，“心”和“身”是互相作用的。

现在做医学实验时要制作胃溃疡的动物模型，方法之一就是不断用夹子夹实验用的大白鼠的脚，使其紧张、恼怒、疼痛，乃至破坏它的情绪，一般情况下，经过几个月这样反复的刺激，大白鼠的胃就会出现溃疡了，和前面猴子“肝肠寸断”的道理同出一辙，都是心情受到重大打击引起的。

陈小野《入静养生的原理》中一开始就提出：人之所以生病，是因为“高层次功能对低层次功能的抑制和干扰，这是人体与生俱来的重要的致病根源”。这个高层次首先就包括大脑皮层，就是中医讲的“心”。大脑皮层的功能动用得越多，心思就越重，对身体的影响也就越大。大脑的功能是高层次的，身体功能是低层次的。

在同样的外因影响下，生病与否，归根结底在于内因。一个“心重”、思想复杂的人，受到情绪影响留下的痕迹就重，对身体的影响也重，别人是小病，他就可能是大病。因为他们的高层次功能对下层的抑制过重，所以就比心宽的人更容易得病。

还有个经验：患了老年痴呆的人，如果没有受到意外伤害，可能比正常人活得更长久。用俗话说，周围的人都被耗死，他们往往却白胖白胖的。这种现象也和大脑的高层次功能的失去有直接关系。他们失去了复杂的情感，也就失去了对下层的抑制能力，可以比心宽的人还要心宽，这就促成了他们体格相对健壮。

大家都有体会：人一生气，精神一紧张，就不想吃饭，血压也会升高，因为主管情绪的高层神经抑制了主管胃肠、血管的低层神经，胃肠肌肉不蠕动了，胃口就差了，血管收缩了，血压就高了。这就是身体的应激反应。

各种疾病都是以应激反应为基础才发生或加重的。所谓“应激”，就是身体对突然而至的刺激的反应。这个刺激首先会影响的是人的情感，这是人体的高层次功能，随后高层次就会对低层次的功能产生抑制。在疾病发生发展中起最关键作用的，就是高层次的“心”的功能，即由“心”而生的杂念，它会抑制身体与生俱来的本能。

着急上火时，人体免疫系统会发生不同程度的抑制，免疫功能因此下降，各种疾病便乘虚而入。所以人们都知道，对病人要报喜不报忧，就是怕病人再“急病了”，“着急上火了”。

2. 别让大脑管得太多

陈小野的"生病是因为高层次功能对低层次功能的抑制"理论，相当于金元时期名医朱丹溪所说的"阳常有余，阴常不足"。朱丹溪是说，人生下来就带着病根了，这个病根就是常常有余的阳，就是"无病三分火"的火，其实也就是人独有的，不断动着的"心"和永远难以填满的欲壑。

人之所以为人，区别于动物，就是因为人有"心"，有灵魂，有复杂的情感，有思维能力。也恰恰是这些人的高级之处干扰了低层次功能，所以人是最容易上火的动物。

那些脑子好使、想法多的人，特别是他们的聪明并没带来一个好心态时，往往越容易上火。中医传统养生文化的核心是强调心静，比如道教主张自然无为，佛教主张空戒。古代名医养生之道讲究"静者寿，躁者夭"，"养生以调神为主，调神以不用神为主"，最终的目的是不用神，就是不动心，让心静。

所谓"心静自然凉"，凉的时候就是一点多余的火都没有之时，这种最健康自然的状态可以让低层次功能发挥，如胃肠正常蠕动、血管自然舒张、免疫系统启动，使人处于不上火的健康状态。

古代禅师衣食非常俭朴，常年风餐露宿，却能尽享天年得长寿，是因为他们空灵虚静，心无杂念，通过练功使"瞎指挥"的高层次功能缺位，下层的功能可以各尽所能。现在很多人学到一点皮毛，如不吃肉只吃素。但如果只是食物素而心里不素不静，怎么可能期待有高僧那样的身体状态呢？

老子说："人法地，地法天，天法道，道法自然。"这是养生的终极目标，人归根到底是要顺应自然的。要想"法自然"，就要去掉心对身的干涉，去掉人的意识对身体的干涉，让脑子管得少一点。最好的办法就是入静。

3. 身体、头脑的运动可以换回心的安静

现代人一直提倡"生命在于运动"，其实提倡的是身体的运动乃至头脑的运动，而绝不是让心运动，因为心只要一运动，就要影响低层次的身体功能，人就要生病。

上海中医药大学的何裕民教授是肿瘤专家，也是国家"亚健康"课题的负责人，每天要出肿瘤门诊，要带博士生，还要编教材，还有写文章的爱好，遇上会诊或会议经常一个星期飞一个地方。他也是五十几岁的人了，身体一直很好，精力旺盛，头脑清晰。他每天的保健方式就是晚上临睡前在小区里散步三四十分钟，让身体微微出汗，然后可以睡个安稳的觉。

通过散步把心里的负担、压力转嫁到身体上，累了也就容易入睡，心也因此静了下来。这是一种很有道理的减压方式，按照运动医学理论解释就是，在烦恼时运动，出一身大汗，运动后产生的欣快感确实可以对抗心理的烦闷。实质上是用"动身"的方式剥夺"动心"的机会，不动心也就不上火，不内耗了。

单纯的动脑子也可以帮助静心。在世界范围内，日本的老年痴呆发病率是最高的，一方面，这和他们的长寿人多有关系——首先得能活到痴呆高发的年龄。另一方面，日本的各项社会服务措施完善，在各个方面关照你，提醒你，你根本不用动脑子，好像"傻瓜相机"的使用者被伺候得变成"傻瓜"。相比来说，一些不发达国家社会服务很差，日常生活的每一步都需要个人自己完成的，手刨脚蹬的，老年痴呆的发病率反而很低。

所以神经内科的医生反复强调：为了减少老年痴呆的发生，人的头脑一定要常动，因为头脑和身体一样都是工具，要遵循“户枢不蠹，流水不腐”的规律。但心不是工具，是整个身体的首领，所以不能常动。

一个朋友的父亲急病住院，抢救过来后生命没有危险了，但生活不能自理。朋友就一直守在旁边，觉得自己工作忙始终没尽孝心，把自己辛苦养大的父母没能享福，很内疚，心里乱，急得嘴里长疱，急上火了。因为陪父亲，不能上班，他索性用他父亲睡觉的时间写书。他最初只是想在父亲痊愈前把书写完，用这个成果让父亲高兴。他发现，写书时脑子飞速运转，全神贯注，这个时候他的心是静的，没有内疚呀后悔呀等杂念。一个半月后，父亲出院，他的书也写完了。从那时起，写字就从他过去的爱好变成了他的宗教，成了他的心灵救赎。别人认为他每天爬格子很辛苦，他却自得其乐，很多烦恼因为写作消失了。

每个人都能找到喜欢的事情使自己的心灵得到救赎，可以写文章，可以研究收藏、练书法、到公园唱歌、养宠物，沉浸其中，让心安静。

4. 别让“欲望－实力”的被减数过大

陈小野教授的公式：欲望－实力＝上火。

现在人上火的主要原因是对未来的不安全感，对未来有过于强烈的把握欲望，这是欲望超过实力的一个典型。未来是未知的，要把握它是不现实的。“欲望－实力＝上火”这式子的被减数增大，而你的实力是一定的，这个公式得数也就大，上的火也自然大。

最初买房子，很多人不习惯或不敢向银行借钱，觉得欠着债没法过得舒坦心安。现在的年轻人不这么想了，当“卡奴”、“房奴”的多的是，借着债过着开心的日子。他们觉得为提前感受到未来的幸福借债，很值得，再没这么更划算的事了！那些为未来烦心、着急上火的人应该借鉴一下。很多人的压力大，主要是因为对未来的事情没把握，但那是没发生的，即便如此，到时候再烦恼，肯定比头天晚上不睡觉而提前着急上火值得多！既然有可能提前感受未来的幸福，自然没必要预支未来的痛苦了。更重要的是，未来的你又焉知非福呢？

有个朋友生意突然失败了，他没有任何准备，一时万念俱灰，不知道怎么还贷款，怎么向家人交代。他就自己熬着，有一天难受到了极点，觉得实在熬不住了，想到了死，准备回家在爱人孩子睡了之后整理一下，写封遗书。想通了这个，他轻松了。回家路上经过一个彩票投注站，就随手买了一张，没当回事。那张彩票是晚上 8 点开奖，也就是在他准备写遗书前，他随手开了电视，一看，他居然中奖了！十几万元虽然不足以弥补他的生意漏洞，但一下就让他鼓足了勇气，一切都有希望了，有转机了呀！他终于挺过了那段最难的日子。现在他的生意步入正轨，那张原本准备写遗书的纸他还保留着，成了可以放胆回忆的过去。

雅典奥运会男子 50 米步枪三姿决赛中，美国人埃蒙斯一路领先，当时所有人都认为他会夺金，最后一枪他却打到别人的靶上，中的是 8.1 环。当时他的领先优势巨大，只要能打到 8 环以上，金牌就是他的了……一次诡异无比的脱靶，让他在最后一瞬把近在咫尺的奥运金牌送给了中国的贾占波。4 年后的北京奥运会，埃蒙斯又一次在决赛中领先，9 枪过后领先第二名 3.3 环，只须最后一枪击中靶心就能夺冠。但 4 年前的一幕离奇地重演了，他只打出了 4.4 环。埃蒙斯又一次给中国选手送出大礼……

遇到容易心烦上火、想不开的人，我就常跟他们讲这两件事：不要为还没到来的未来着急，那是你根本不该有的欲望；你只需要把心静下来，脚踏实地，一切顺其自然。希望往往就在最后的一瞬，不绷到那一刻就放弃，你就亏了。

5. 清晨刚醒时最能体会不上火的安静

西医在诊断甲亢时，需要了解人的基础代谢情况，要在清晨时测量，那时候人身体的代谢是最基础的，因为身心均未大动。

甲状腺素是和机能亢进、衰退都有关系的激素，在它分泌多的时候，人体就在各个方面都很亢进，人好像打了鸡血一样，着急，上火，脾气大，点火就着。甲亢病人的能量代谢率会比正常人高 20% ~ 80%。甲状腺素分泌少的话就是“甲低”，人就消停，怕冷，能量代谢就衰退，代谢率比正常值低 20% ~ 40%。所以在怀疑是不是“甲亢”或“甲低”时，需要测量这个基础代谢率。

这个检查的要求很有意思。要在人在清晨醒来后，不洗脸，不漱口，不梳头，连水都不能喝，也不过多说话，而且大小便排完后及时卧床；室温要保持 18℃ ~ 25℃。要护士用车把人推到检查室，再安静休息半小时才可进行测定……总之，是用一切办法使你保持清晨的安静状态，尽量寻找你生命最真实、最本能的状态。

上面的这个状态距离安静最近，就是每天早上醒来“还没醒过闷儿”的时候，是身心均未活动的自然状态。

再形象一点说，安静应该是没有意识的，但又是清醒的，对事情视而不见、听而不闻。处在这种状态时，你的感觉都在，但又无须你的惯常的思维习惯去理解判断。

相比来说，人的感觉属于先天的低层次功能，而理解判断这类推理能力却是后天培养出来的高层次功能。高层次功能总是要对低层次功能进行管理乃至抑制，人的火就是由此而来。

人的思维判断是成长过程中逐渐养成的习惯，需要动脑来完成，而大脑单位体积消耗的能量远高于身体其他器官，因此就有上火的可能。要想放弃这种下意识地用脑思考判断的习惯，减少高层次对低层次的管理，就要通过练功、入静的方法。如果没有入静，那只有在清晨人刚睡醒时还没回过神来的那一极短的时间离入静状态最近。

回想一下，在清晨那段时间，你肯定是头脑很清爽，但是心还没动，对身边的事情还没作出反应，是视而不见、听而不闻的，那就是入静要达到的感觉，那就是真正的安静。

以前出租车车份儿很高的时候，出租车司机每天都要拉够300元，才能把一天的车份儿挣出来，给自己挣出生活费。也就是说，早上起来一睁眼，什么都没做呢，就已经欠别人300元钱了。我做记者，每天要报道发生的新闻，报社为了监督记者每月设立工作量，要完成多少多少篇好稿件才能拿到奖金，和司机一样，也是一睁眼就一脑门子官司、一身的债。

人没心理压力时，没“债”背的时候，清早那段没回过神儿的时间就会越长，能自然处于安静状态的时间也就越长。练功就是要延长这样的时间，即便你压力重重，一旦进入到这种状态，这段时间里心就静了，人也是无火的。

中国人练气功，就是想通过气功达到心灵真正安静的境界。达到这种境界就对疾病有治疗作用了。之所以入静是需要修炼的，就说明安静的境界于现代人已不是轻易就能出现的了。

6. 不上火的身是健康的，心是宽容的

人之所以生病，就是因为身体的本能受到了影响，这个影响更多是人类自身造成的，所以70%以上的疾病都被归结为身心疾病，都和心理有直接关系，这就是“动心”的坏处！

疾病的最正确治疗方法其实就是恢复身体的本能，这一点，古希腊

的医学泰斗希波克拉底就提出了，他说："病人的本能就是病人的医生，而医生不过是帮助本能。"遗憾的是，他创立的西医学却颠倒了这个治疗准则。现在人们觉得治疗最积极的是手术，之后是输液，然后是吃药，实在都不行了才想起找中医，吃中药，扎针灸，练气功入静……这是把本能的发挥压制到最后。

实际上，对疾病正确的治疗应该是放弃心对身的过分管理、压抑，让身体的本能浮现。这时身体的疾病、偏差、不和谐可以自然修复，人体会自然而然地找到平衡。

对这个"很中国"的用安静来治病的的理念，美国人卡灵顿在 1998 年就有了同感："我们可以把对从事机能活动的身体的不敏感比作白天看不到天山的星星。星星在一天 24 小时都存在，当太阳升起时，我们就看不见它了，因为阳光太灿烂了，当太阳落山了，似乎星星才出现在天空。"

入静就是通过练功使心静下来，使我们思维的阳光熄灭，让身体本能的星光浮现。

安静之所以有这样的作用，何裕民教授的解释是这样的：一是因为安静时，外界对大脑皮层刺激锐减，大脑皮层的兴奋性趋于弱化，对其下的各级中枢功能的抑制干扰也变弱，平时被掩盖的身体感知能力逐渐显现，身体会自己找到平衡。二是因为，安静时，人是视而不见、听而不闻的，外界刺激被阻断了，人们本身微弱的生理信号相对放大，两者综合就产生了一种特殊感受和作用。

这种作用影响的不只是身体，还包括心理乃至心灵。刘天君教授的入静感受是："看世界的眼光与没进入过那种状态之前有很大不同，人会变得宽容、平和。"

我们在成长过程中逐渐成熟的高层次功能影响的不只是身体，还有心本身。心的功能也有层次高低之分，要让心的高层次功能让位，心地变得宽阔，才能真正达到"天人相应"——那时候人体的阳气最充盈最均衡，心理能量很足，自然也不会出现心理阴暗面了。

刘天君教授带过很多学生，他的经验是：凡是那种能诚心赞美别人、为别人的成功真心实意地高兴的人，比较容易进入安静，也不容易着急上火。可能是因为他们心的高层次对心的低层次的管制相对宽松，使他们正常的心理能量没有消耗，一直就有宽容、平和的慧根。

古代气功师收徒要考验三年，考验方法就是做好事，因为修德非常重要，所谓“德为功母”。而成天想着“我”的人，本能蒙蔽得太多，心是很难静下来的。

入静为什么能治病

能养生治病的入静，就是要拿掉个人的“自我”，介于完全没有高层意识管束的狂魔状态和严格被高层意识管束的世俗状态之间。气功的走火入魔就是没把握好，彻底失去了“自我”；而入不了静，就是没练到境界，没能“忘我”。研究者总结气功入静状态也是类似意见：入静是精神正常和异常（气功导致的精神障碍）的中间状态。

1. 一入静，人体有病的指标就改变了

我们一直强调：上火是疾病的根源。人之所以上火是因为人是高级动物，有意识，其高层次功能管制约束了低层次功能，被憋得上火了。

《神经科学百科全书》中说："从广义上来讲，任何一种疾病都是由应激反应引起，或因为应激反应而加重。而松弛反应则是减轻应激反应的一种有效方法。"应激反应就是上火，松弛反应就是入静。

入静之后，身体里到底发生了什么变化？

入静时，身体的能耗减少

研究者发现，睡眠时人的大脑的网状结构上行激动系统是抑制的，人脑被动地进入一种抑制过程中。而入静时，大脑的网状上行激动系统仍然在发挥作用，它不同于睡眠状态，是主动进入一种抑制活动中的，这种主动就是对大脑功能的调节、恢复和改善。它可以使大脑的高级神经中枢耗能减少，整合功能加强，和谐状态改善，所以人会感到很平静、安静。通俗地说，心静时，"瞎指挥的领导"被调离了，之后下层就能各就各位，发挥优势了。

入静之后，人的交感神经处于抑制状态，副交感神经处于兴奋状态。交感神经如果兴奋，可使腹腔内脏及皮肤末梢血管收缩、心搏加强加

速、新陈代谢亢进、瞳孔散大、肌肉工作能力增加，保证人体紧张状态时的生理需要，使人处于一种兴奋状态。而副交感神经的作用则与之相反，其兴奋时，可保持身体在安静状态下的生理平衡，可以促进肝糖原的生成，以储蓄能源，使心跳减慢、血压降低、支气管缩小，以节省不必要的消耗。入静之后，副交感神经的功能就占主导了，人的身体是安静的、消停的。

入静的人还会感到神清气爽。一些深得中医精髓的老中医，在自己患了高血压的初期一般都不吃药，就是通过练功把血压平下来。很管用，确实能练下来。

因为入静时，能升高血压的交感神经抑制了，能降低血压的副交感神经功能却是增加，血管因此舒张，等于盛血的容器加大了，容器里的压力自然会降低，血压就下来了。

入静之后，人的能量代谢也降低了。静嘛，自然比动要耗能减少，心脏的输出血量、耗氧量、血糖都降低了，等于在给生命节约成本，这样的人自然要长寿，很是支持古人说“静则寿”的理论。

入静时，痉挛的胃肠被舒缓了

1965 年有人做过实验。当时很多人想通过练习入静来治疗慢性病，真的治好了很多人的胃黏膜脱垂症。

胃黏膜脱垂是胃壁黏膜通过胃和十二指肠的接口脱垂到十二指肠里去了。这种病主要是之前有慢性胃炎，一般是 30 ~ 66 岁的男性病人。

绝大多数人胃黏膜脱垂了还可以复位，病人只是腹胀、嗳气、上腹隐痛，觉得胃烧灼。严重的胃黏膜脱垂就麻烦了，甚至会发生“嵌顿”——就是脱垂到小肠里的黏膜被卡住了，发生梗阻了。因为是慢性病，没有很好的药物，很多人通过练功入静来治疗，结果确实治好了。

胃的问题向来和情绪关系最密切，俗话说的“添堵”主要是胃的感受，而主管情绪的就是大脑皮层。入静是使大脑皮层处于抑制状态，原来被大脑皮层扰乱的交感及副交感神经终于摆脱了大脑皮层这个“坏领导”的管制，可以发挥自己的正常能力，其中就包括调节内脏、胃黏膜的能力，久治不愈的胃黏膜脱垂也就好了。

入静的效验超出仪器所能感知的

这些可以用指标衡量的变化，只是入静作用的一部分，人体受益远远超过这些。因为人体的功能和结构之间不是一种直线关系，功能远远大于我们通过仪器观察得到的结构变化。因为仪器是有局限性的，现有的理论也有局限性，它们未必能表达事物的全部真相。

比如现在对乙肝病毒的检测，很多人经过治疗再去验血，发现病毒转阴了，在血里找不到病毒，以为就全好了。实际上并非如此。这个阴性的结果是现在对乙肝病毒的检测水平带来的误会，因为仪器所限，没有达到“0”的检测水平。也就是说，你身体里还有少量乙肝病毒，只是它的含量已经低到了仪器检测不出来的程度。

再比如，人类很早就发现了心脏这个结构，但对心脏功能的认识却是在之后很长时间才扩大的。从前以为心脏就是泵血液、运血液的，后来发现还有内分泌功能。

最近国外有个人做了心脏移植手术，手术之后突然变得爱喝可乐，而之前他对可乐毫无好感。后来发现，捐献给他心脏的是个年轻人，生前嗜可乐如命，一天不喝都不行。但他是怎么把这种嗜好转到了受移植者身上的呢？

按理说，我们目前所发现的心脏功能和情感是没有直接关系的，情感应该是大脑皮层负责的，脑子出了问题人的情感才会改变。从这个奇怪的“可乐事件”，人们开始猜想，肯定还有现代科学没发现的、没能囊括在现有理论中的物质存在。从这个角度说，入静的益处也肯定会超过仪器所能感知的那些。

2. 入静使人“精满”、“气满”、“神足”

北京中医药大学的刘天君教授认为，能被西医或自然科学发现和解释的，只是中医的一小部分，这和他对中医的“气”的定义是一样的：“气是除了生命力本身之外，还能起作用的，但是看不见的所有事物的总称。”

下面一段入静感触很是令人向往：

“随着入静程度的加深，气似乎包容了身体内外的空间，气在人中，人在气中。这时，我们就会感到手足皆化为无，身体也变得虚空了，感觉自己身体的某一部分或全部不存在了，好像气一团，也好像天边的云朵，在轻轻地飘。意识也恍惚只剩下一点，只感到自己的存在，似有似无，人在此时，得到了完全的放松和自由，好像和大自然融为一体了，共同呼吸，共同生存，没有世间的纷争、吵闹、矛盾和烦扰……”

至于这种奇妙的感觉为什么能治病，其中用现代科学不能解释的原因，刘天君教授在所著《气功入静之门》中加以说明。古人说：“精满不思欲，气满不思食，神足不思睡。”

所谓“精满不思欲”，是说阴精充满了，性欲就不会亢奋。前面讲性欲异常亢奋的人一般都因为阴虚、阴精不足导致，往往在性欲亢进的同时还会出现盗汗、手脚心发热、口渴、喜欢冷饮、舌质很红等阴虚症状，他们的性欲是病态，并非是真的生理之需，是“精不满”所致。

“气满不思食”，是说阳气充满，食欲就会下降。“神足不思睡”是说元神充满，睡眠就会自动减少。入静中，经常有人完全不吃不喝地“辟谷”几天乃至几十天，仍旧正常生存。

功力深的人，睡眠也很少，往往通过练功打坐代替睡眠。夜里23点到凌晨1点是练功入静的最好时机，一般打坐都要坐过子时，到一两点钟才结束，然后睡三四个小时的觉就天亮了；但睡眠时极少做梦，甚至连身都不翻，天亮时马上起身，绝不睡懒觉，而白天毫无倦意。入静达到高层次时，精自然满，气自然满，神自然足。

没有入静体验的人，很难理解入静者终日枯坐、粗茶淡饭的生活。对于达到高境界的练功者来说，之所以甘于寂寞，是在寂寞中有无穷天地；之所以粗茶淡饭，是厌恶肥甘，甚至闻到荤腥味就恶心；之所以坐而不躺，是毫无倦意，根本不想睡……他们是从心理至生理都有了这种本能的需求，自然而然地想这样做。

曾经有医生对住在深山的素食出家人作过营养普查，确实发现他们属于现代医学意义上的“营养不良”，但他们精神矍铄，且寿数不减。再次说明，现代医学能解释的只是生命现象的一小部分。

3. 精神分裂使癌症痊愈了

一些癌症病人被宣布了死刑，或者没钱治病就放弃了，多年后他们居然又神奇地站在医生面前。为什么？就是因为在无奈放弃中把干涉他与自然接触的药物放弃了，把自己交给自然了，就可能有不治而愈的意外效果。

上海中医药大学的何裕民教授一直治疗肿瘤，他写的《癌症只是慢性病》广为流传。这个概念使癌症的险恶程度大减。书中提到了一个现象，一些癌症病人后来得了精神分裂症，过一段时间又发现：他们的癌细胞消失了！

对这个现象可以这样解释：精神分裂的人失去了正常意识，失去了“自我”，没了“心”，主管精神的大脑皮层出了问题，失去对低层次神经的抑制功能，身体的本能得以浮现，癌症因此自愈。

人的痛苦、精神紧张、压抑其实都是在“自我”当中的，“自我”

是痛苦寄居的场所，“自我”没了，寄生场所消失了，痛苦没了附着地也就消失了。所以，文化程度低的人得病之后恢复相对容易，因为他们的“自我”不敏感，不像知识分子或本身就是医生的，他们的“自我”常常没事还找事，更何况得了病。精神分裂者癌症痊愈的原理即是如此。想想看，一个精神失常的人怎么会发愁、怕死？他虽不是入静，但每天乐呵呵的，傻吃嗜睡，自我丢失了，客观上他的身体已经归属自然了。

能养生治病的入静，就是要拿掉个人的“自我”，介于完全没有高层意识管束的狂魔状态和严格被高层意识管束的世俗状态之间。气功的走火入魔就是没把握好，彻底失去了“自我”；而入不了静，就是没练到境界，没能“忘我”。研究者总结气功入静状态也是类似意见：入静是精神正常和异常（气功导致的精神障碍）的中间状态。

4.“忘我”是不生病的基础

“予人玫瑰，手留余香。”这个听起来是毫不利己、专门利人、大公无私的典范，其实是最深层次的利己。为什么？因为这个利己是通过帮助他人而达到忘我。而忘我是心理上感到幸福、身体上恢复健康的基础——看似利他，其实最终是可以利己的，有点放长线钓大鱼的意思。

北京有个房地产女商人，非常有钱，但她总说自己不幸福，于是就去喜马拉雅山无人区探险，在旁人眼中简直就是吃饱了撑的，闲极无聊要找罪受。她回来后说，登山危险极了，无人区苦极了，连喝的水都没有，别说洗澡了，但她偏觉得“很幸福”、“一点烦恼都没有”。为什么？

因为人在极度困难时，唯一的愿望就是活下去，欲望变得很少，平时膨胀的“我”也变得很小，即使不到“忘我”程度，“我”也不像以前那么难以满足了。

有个退休女教师，丈夫早早就去世了，又没有孩子，家里就她孤身一人，但她每天都很快乐，因为她在痴迷韩国明星裴勇俊。她每天都挂在网上看裴勇俊的行踪，然后和网友分享自己的感受，裴勇俊拍戏她会跟出国去……“迷裴”几乎是她的宗教了，都忘我了。或者说她的整个自我被裴勇俊充满了，她原来的自我被挤了出去。那些寄居在“我”身上的心灵的不幸、身体的痛苦也就没了立足之地。

所以，忘了灵魂上的“我”、精神上的“我”，对身体上的“我”就是一种解放和治疗。

心理医生对此的解释是：人的所有烦恼、伤痛都是因为“我”而存在的。一般来说，自私的人是不幸福的，因为他总觉得别人欠他的，他总是以“我”为中心。从这样人的说话中都能发现问题，比如他会说“我怎么没他那么多钱”、“他为什么占了我的位子”，都是强调“我”。

有这个“我”在，这个“我”越大，因“我”而生的烦恼、伤痛就越多。人们经常会说“忙得忘了疼”，“忙着照顾人，把自己的事情忘了，等回来才想起还有烦恼事呢”。回过来发现，忙着照顾别人时反倒是自己最轻松的时候，因为那时候没空利己，没空想到“我”，能轻松、能幸福是因为能忘我。

短暂的幸福是因为短暂的忘我，长久的幸福就要长久的忘我，所以才说“予人玫瑰，手留余香”，利他是很智慧的一种利己方式，而气功的入静就是通过修炼帮助人忘我，入静就是忘我。

有个女孩子，20岁出头，得了直肠癌，而且到了晚期。她不愿接受放疗、化疗，怕掉头发，怕自己最后的日子不好看。气功老师告诉她：“你每天保证8个小时的入静，只要做上半年，就可以把病控制。”这个女孩刚结婚半年，她对她爱人说：“这半年你住里屋，我住外屋，我就不出屋了。你负责给我送饭，我就坚持练功，反正不准备接受其他治疗，这么练，不管最后结果行不行，我都认了。”

她住的地方非常吵，在北京西直门立交桥附近。她就白天睡觉，晚上打坐，每天 8 个小时。半年后，她的癌细胞真的完全消失了。

这个病例让刘天君教授印象深刻，他的感受是：如果真正达到这个女孩的境界，治疗作用是非常好的，很多人没这个效果是因为不能坚持。这个女孩没退路，所以才能孤注一掷，结果救了自己。刘天君教授因此给出一个结论：大部分慢性疾病，如果有足够时间回归到安静忘我的状态，都可以不治而愈。

怎么才能进入安静状态

入静难和生病其实是一个根源，就是因为人有了意识，有了“心”，而且很难摆脱心魔，就有了上火的根基。

社会培养了人的意识、思维习惯，所以人在遇到一个事物时就会下意识地作出了判断，这个时候“心”肯定在动。什么时候“心”不动了，就是达到视而不见、听而不闻的入静状态了。

视和听都是简单的感官接受的过程，是本能；而见和闻就牵扯到高层了，牵扯到心了。怎么达到“不见”、“不闻”的安静境界？刘天君教授再三说明：对于安静来说，所有的技术都是多余的，安静本身就不需要技术，任何技术只是用一下，但不要把技术当做安静的本身！它只是到达安静的拐杖，最后是要扔掉的。了解了这个前提，才可以学习一些基本的技术。

入静的技术涉及三个方面，一个是姿势，一个是呼吸，一个是心理的调节，即所谓调身、调心、调息。

1. 调身：盘坐重现“金字塔”的神奇

首先是姿势，调身。姿势很重要，最好的姿势就是盘坐，单盘、散盘都可以。盘坐是两腿交叉，席地而坐。散盘是两脚都着地，单盘是一个脚着地，双盘是两脚都不着地。

为什么要盘腿？因为人站着时的状态是上实下虚，一盘腿，就变成了上虚下实了。上虚下实时，气就会沉下去，人就坐得很稳当，这对入静很重要。

刘天君特意举了埃及金字塔来说明盘坐的好处。这个说法有点神秘色彩，但包含科学道理。有研究者做实验，用硬纸板做一个小金字塔，将剃须刀片放在下方 1/3 的地方，发现刀片总是锋利的，要是把水果放在那里，就可以长时间保鲜。研究者的解释是，金字塔的形状、结构有将能量聚集在下方 1/3 处的作用，所以法老的木乃伊就放在金字塔下方 1/3 处的地方。

盘坐的姿势有点像金字塔，而下方 1/3 处和人体的丹田穴位置相当。因此，盘坐而意守丹田肯定效果好过其他姿势。佛道儒诸家的修炼都要求盘坐。

当然，躺着也可以，但一定要找一个放松的姿势。古人说“站如松，坐如钟，卧如弓”，弓就是弯的，弯就是放松。北京香山卧佛寺那个佛的姿势就是弓，膝盖曲，手也是曲的。那个卧佛的姿势很科学，是右侧卧，不是左侧，不压心脏。他的两个腿是一上一下，两只都放在床上，只是膝盖是重叠的，这个姿势是几千年验证的姿势。

2. 调息：调整呼吸对失眠很有效

然后是调整呼吸：把气吸到下丹田的地方，呼吸控制在只在上下丹田之间走，别让它出来。下丹田就是肚脐下一寸半，上丹田就是两个乳头之间，让这个气在这两个之间交替，这样你就可以很快地睡着。

调息对失眠是很有用的。你睡不着无非就是胡思乱想，你真的什么都不想了就可以睡着了。换一个角度，你真的能什么都不想，睡着和不睡着是一样的，而且这个休息比你睡着了还彻底。这就是安静。真的脑子里什么都没有时，坐一个钟头，你会觉得精神特别地好。

静坐调息时，人头脑比平常还要清醒。其实，那个状态就是每天早上起来的第一秒钟的状态，那时候你的脑子是空的，慢慢地，你才回忆起昨天的烦心事，慢慢地再变成“自我”。所以，自我其实是每天早上重新结构的。安静不是让你没有自我，而是你要回到原始的状态待一会儿。

3. 调心，可以将“自然”二字作为入静初期的拐杖

对于初学入静的人调心无从调起，刘天君教授推荐大家想两个字，比如说“自然”——“自”和“然”两个字，就念这两个字。念“自然”时，有的人在头脑里出现的是“自然”的字形，有的人出现的是“自然”的声音。字形和声音不一样，字形是比较具体的，声音更虚一点，就离安静更近一点。字形也可以，声音也可以，有的人是同时出现两者，那么你选一者，可能的话选声音。

脑海里不断地出现“自”和“然”这两个字。第一步就是找到这两个字，找到这两个字在你脑海中的表达方式是声音还是形状。下一步开始默念，采用越来越慢的方式，开始是“自然”，然后是“自——然”，间隔越来越大，在这个间隔里你就是静的。要注意，在扩大间隔时，不要再在间隔里面插入别的东西；然后，你慢慢把间隔拉长，如果插进东西了就再缩短，缩到不能再插入任何东西的时候。只要你能确保间隔就是间隔，间隔就是空白，就是安静了，这样练习到间隔 5 分钟

时就可以了。

操作之前，要把自己的心安静下来。什么姿势都可以，就强调“自——然”的间隔中间没有东西，慢慢地延长。渐渐地，你会发现，安静的部分和你念字的部分，就意识操作而言是一样的，并不是有字才是意识，安静就不是意识，你发现这个时就离成功有点接近了。你会发现，其实静也是意识的状态，而且出现那两个字时，意识负担还重一点。

第三步，抓住空白。把出现“自然”这两个字的状态变成次要状态，就是抓住空白，在空白里待住，然后空白越待越长，最后你可以待到5分钟时，会发现“自然”这两个字就不需要了，就可以直接进入安静状态了，这个时候就入门了。

其实技术非常简单，真的要做，找到这个状态，一步一步地去做，你在安静里面待住了，就可以了。

对于初学者来说环境很重要，火车和飞机上比较好，那个环境和你没有关系，原来想做的事在那种环境中也做不了，也死心了，所以进入安静会相对容易。

通常一个人从完全没有安静过到真正进入这个状态，需要不是若干小时、若干星期、若干月，而可能是若干年，所以不必急于求成。

刘天君教授的经验是：心宽的人比较容易安静，一个能够由衷赞美别人成功的人是比较容易入静的。这样的人并不多，很多人都是他比你强，你和他较劲。如果一个人能够从内心深处去由衷赞美别人，这种人心宽，进入安静状态就比平常人容易，因为宽就是松，松就是自然。要是很较劲，想安静就很难。也许是眼下社会比较功利浮躁，很少有人可以从心里赞美别人的成功。能否人静和人本身平衡的程度、对世事的态度以及阅历都有关系。

图书在版编目（CIP）数据

不上火的生活 / 佟彤著.—南京：江苏文艺出版社，2009.8
ISBN 978-7-5399-3137-1

Ⅰ.不…　Ⅱ.佟…　Ⅲ.保健—基本知识　Ⅳ.R161

中国版本图书馆CIP数据核字（2009）第131252号

不上火的生活

作　　者：佟　彤
责任编辑：刘　霁
特约编辑：刘　丹　程军川
营销编辑：刘　迎
版式设计：风　筝
出版发行：凤凰出版传媒集团
江苏文艺出版社　http://www.jswenyi.com
集团网址：凤凰出版传媒网　http://www.ppm.cn
印　　刷：北京市天竺颖华印刷厂
经　　销：新华书店
开　　本：787 × 1092　1/16
字　　数：150千字
印　　张：14.5
版　　次：2009年8月第1版，2009年8月第2次印刷
书　　号：ISBN 978-7-5399-3137-1
定　　价：26.80元